Ätherische Öle in der Küche

Ein sinnlicher Genuss

Hermine Gärtner

Maria Schasteen

Die Ratschläge in diesem Sofort Ratgeber sind sorgfältig erwogen und geprüft. Sie bieten jedoch keinen Ersatz für ernährungswissenschaftliche Beratung oder ärztliche Behandlung, sondern wollen vielmehr das Allgemeinwissen und den Wert natürlicher Aromen in der Aroma-Küche erweitern.

Die Autorinnen und der Verlag können jedoch keine Haftung für Folgen aus dem richtigen oder unrichtigen Gebrauch der hier dargestellten Rezepte übernehmen.

Originalausgabe – 1. Auflage 2018

Titel: „Ätherische Öle in der Küche – Ein sinnlicher Genuss"

Name der Autoren: Hermine Gärtner, Maria L. Schasteen

ISBN: 9781731338235

WIDMUNG

Ich widme diesen Sofort-Ratgeber
Ätherische Öle in der Küche

meinen Söhnen

Michael und Christoph

die mir gezeigt haben, dass Kochen weit mehr ist als
eine bloße Aneinanderreihung von einzelnen Zutaten
... sondern ein höchst schöpferischer Akt.

In Liebe und Dankbarkeit,

**„Eure mum"
Hermine Gärtner**

... und allen Familien dieser Welt
Maria Schasteen

INHALT

Ätherische Öle in der Küche   1

   Exquisite Küchendüfte laden ein   2

   Frische Kräuter, Aroma-Öle oder beides?   3

   Wie Aroma-Öle auf den Körper wirken   4

   Aroma-Öle als Nahrungsergänzung   5

   Über Nacht zum Küchenchef   7

Geschenke aus der Küche zum Selbermachen   14

   Kräuter-Öl-Salz   15

   Marmelade, Gelee und Chutney   15

   Eingelegtes Gemüse   16

   Der köstliche Durstlöscher   16

   Senf – der gesunde Scharfmacher   17

   Fruchtleder – die gesunde Nascherei   18

   Streichzarte Gewürzbutter Ideen   19

   Likör selbst gemacht   20

     Anis- oder Kümmel-Likör   23

     Schlehen/Schlehdorn-Likör   23

   Quittenkäse   24

   Die weihnachtliche Duftorange   25

INHALT

Rezepte aus der Aromaküche 27

Knoblauch-Dip 29

Avocadosalat mit Shrimps 30

Gemüsechips 32

Pastinaken-Suppe mit Curry 34

Kürbiscremesuppe 36

Tomatensuppe 38

Risotto mit Steinpilzen 40

Grüne Gemüsepfanne 42

Focaccia - Fladenbrot mit Kräuteröl 44

Vanille-Lavendel-Eis auf kalter Beerensuppe 46

Karotten-Ingwer-Kuchen 48

Tiramisu 50

Chai-Latte 52

Beliebte Ätherische Öle in der Aroma-Küche 54

Über die Autorin 58

Literaturhinweise 60

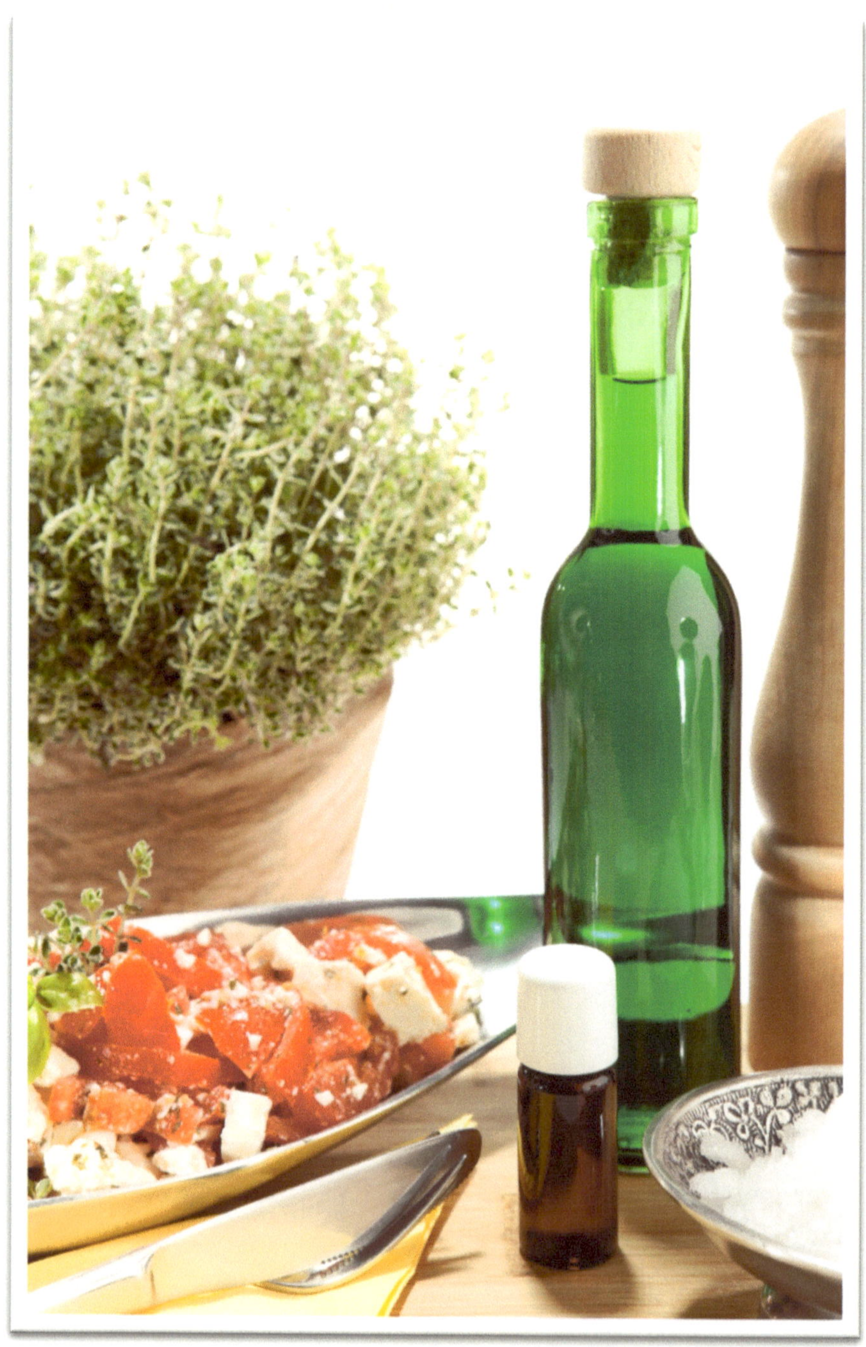

ÄTHERISCHE ÖLE IN DER KÜCHE

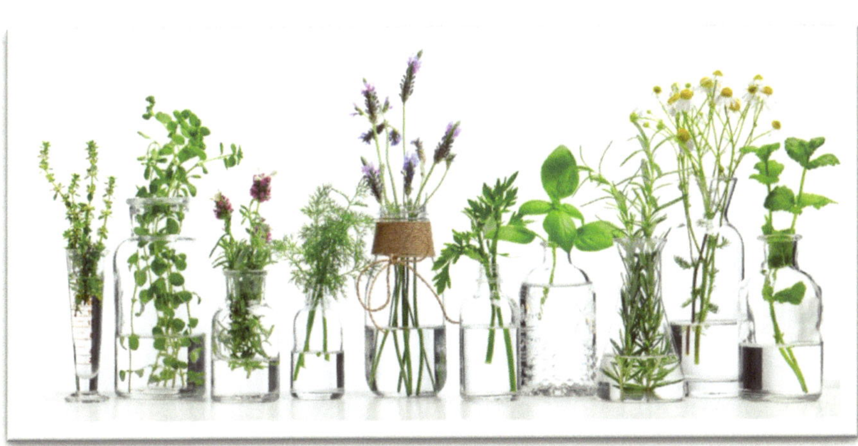

Bei der Aroma-Küche handelt es sich um keine neue Idee. Bereits vor mehr als 7.000 Jahren haben Chinesen ihren Wein mit Aroma-Ölen konserviert. Auch die Alten Ägypter reichten gerne einen Duftbecher aus Kräutern, Gewürzen und Essenzen als Aperitif.

Als Essenzen bezeichnet man die ätherischen Öle, weil sie das im stofflichen Sinne „Wesentliche", also Blüten, Blätter, Wurzeln, Stängel, Hölzer oder Samen der Pflanze liefern.

In der Küche lassen sie sich als hochkonzentrierte Lösungen hervorragend einsetzen, um Tropfen für Tropfen den Geschmack der verschiedensten Speisen zu variieren und aufzuwerten.

Exquisite Küchendüfte laden ein

Der menschliche Geruchssinn ist im Vergleich zum Geschmacksinn relativ stark entwickelt. Das heißt, wenn wir essen/schmecken, registrieren wir den Geschmack hauptsächlich durch die Nase. Die einzelnen Duftkomponenten nehmen wir über die Nasenschleimhaut wahr. Über die dort gelegenen Riechzellen löst der Duft einen elektrischen Impuls aus, der an das Gehirn weitergeleitet wird. Dort wird er mit Gefühlen und Erinnerungen verknüpft … und so wecken bestimmte Gerüche auch bestimmte Assoziationen in uns.

Wenn das Herz lacht!

Ätherische Öle sind duftende Essenzen, die aus aromatischen Pflanzen vorwiegend destilliert werden. Es handelt sich hierbei um hochkonzentrierte Pflanzenextrakte mit vielfältiger Wirkung, die für Gesundheit, Wohlbefinden, zur Schönheitspflege und auch vermehrt in der Küche hervorragend eingesetzt werden können. Diese duftenden Helfer wirken unter anderem über das Riechen auf unsere Psyche und beeinflussen somit direkt unser Wohlbefinden.

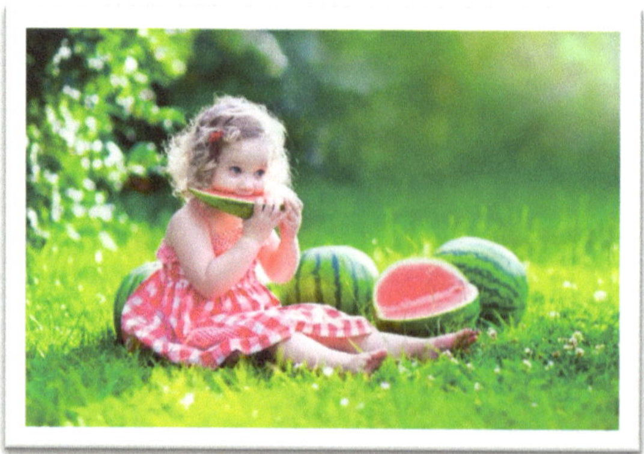

Frische Kräuter, Aroma-Öle oder beides?

Idealerweise verwendet man frische Kräuter und einen Tropfen ätherisches Öl gemeinsam, denn in einem frischen Kräutlein findet sich eine ausgewogene, von der Natur perfekt ausgeklügelte Geschmacks- und Wirkstoffkombination. In Verbindung mit dem ätherischen Öl verbinden und ergänzen sich die Würzsubstanzen auf hervorragende Weise.

Natürlich kann man auch nur die Kräuter oder auch nur das ätherische Öl verwenden... aber gerade in der kalten Jahreszeit, wo das Angebot an Frischem eher spärlich ist, bieten ätherische Öle eine hervorragende Möglichkeit sich qualitativ und ernährungstechnisch gut und ausgewogen zu ernähren.

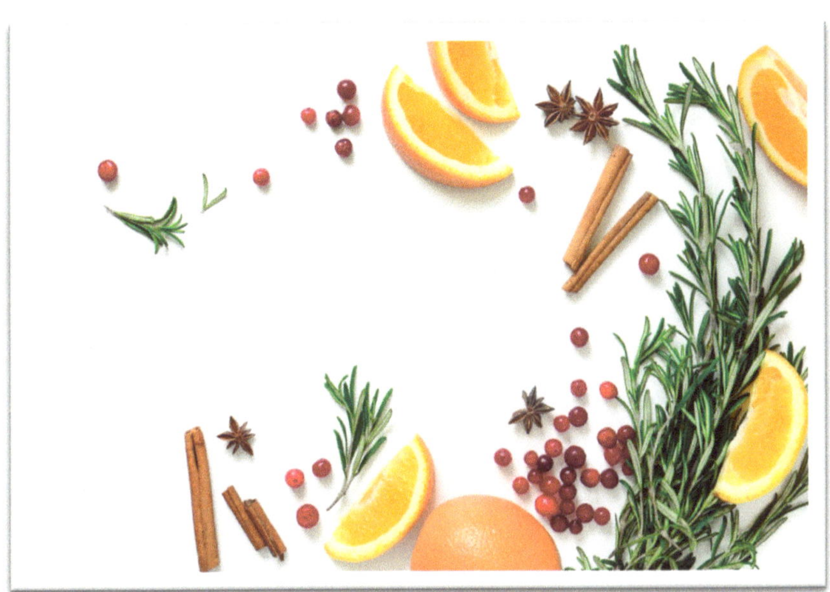

Wie Aroma-Öle auf den Körper wirken

Beim Kochen wirken eingeatmete duftende Pflanzenessenzen bereits über Schleimhäute im Mund- und Rachenraum und über die Bronchien und gelangen in weiterer Folge über die Lunge ebenfalls in den Blutkreislauf.

Allen Duftstoffen – vorausgesetzt sie bieten eine hervorragende Qualität und stammen aus kontrolliert biologischem Anbau – ist zu eigen, dass sie einen nachweislich positiven Effekt auf Gefühle und Stimmungen haben.

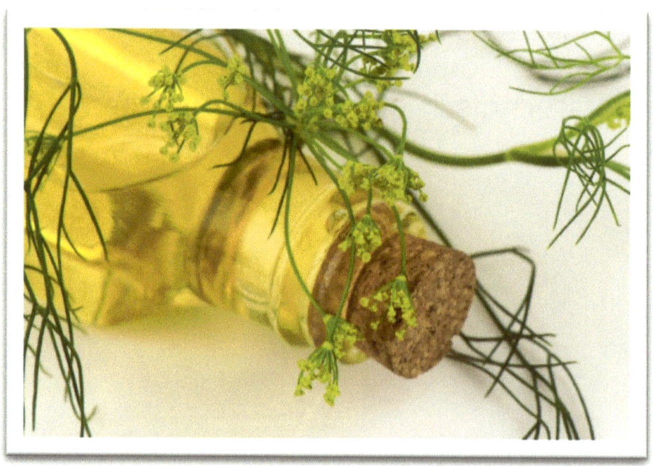

Das Gehirn isst mit

Denn durch das Einatmen werden verschiedene Gehirnregionen stimuliert; darunter jene, die das Endokrine System (Hormone), das Immunsystem (Abwehrkräfte) und das limbische System (Gefühle) steuern. Neueste Studien belegen, dass spezielle ätherische Öle die Hirnwellen in EEGs subtil beeinflussen.

So könnte vor einem Kochvorgang bereits gezielt entschieden werden, ob das verwendete Öl zum Stressabbau oder eher für Stimmungsaufhellung verwendet werden soll. Denn jeder der pflanzlichen Helfer hat eine andere Wirkung. Diese ist natürlich stark von der Auswahl und der Qualität des verwendeten Produktes abhängig.

Aroma-Öle als Nahrungsergänzung

Die verwendeten Öle sollten mit Bedacht ausgewählt werden. In der untenstehenden Liste finden Sie verschiedene ätherische Öle, die in der Küche am häufigsten zum Einsatz kommen und ob sie eher anregend oder entspannend wirken. Nehmen Sie sich daher genügend Zeit, um in Ruhe jene ätherischen Öle auszusuchen, von denen sie meinen, dass sie für diesen Tag und dieses Gericht als geeignet erscheinen.

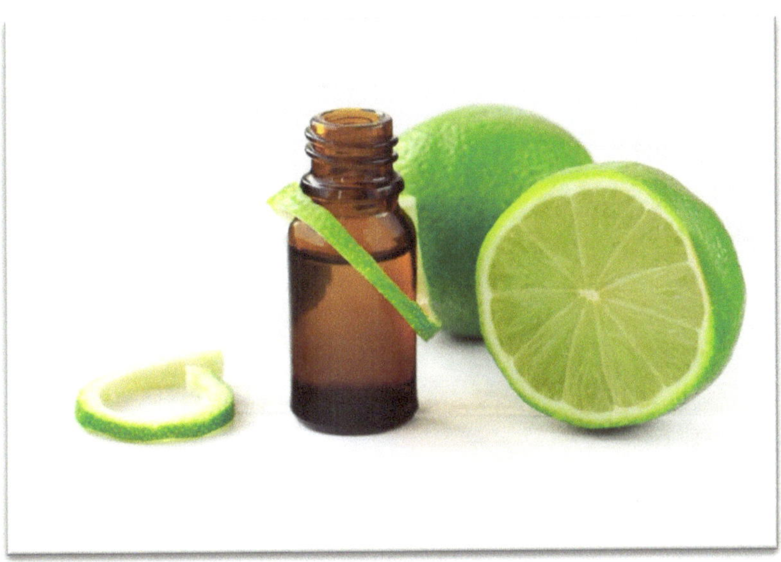

Ätherische Öle in der Küche, die unsere Lebensgeister wecken

Ätherische Öle, die eher stimulierend wirken sind unter anderem:

- Bergamotte
- Zitrone
- Limette
- Grapefruit
- Rosmarin
- Eukalyptus
- Schwarzer Pfeffer
- Zitronengras

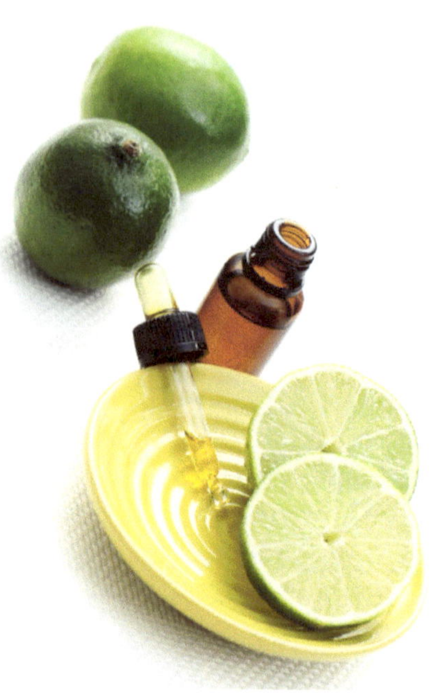

Ätherische Öle in der Küche, die beruhigen

Beruhigende Öle hingegen sind unter anderem:

- Orange
- Mandarine
- Lavendel
- Rose
- Röm. Kamille
- Vanille
- Melisse

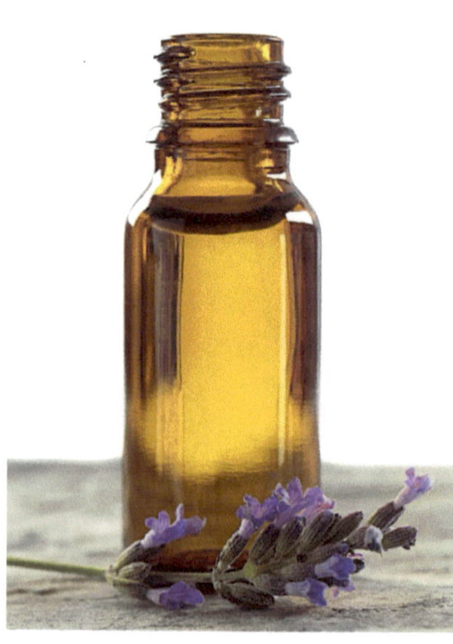

Über Nacht zum Küchenchef!

Qualitativ hochwertige ätherische Öle öffnen das Tor für neue Möglichkeiten der Kochkunst. Mit nur einem Tropfen lassen sich die Speisen und Getränke raffiniert würzen und zugleich lässt sich viel für das körperlich/seelische Wohlbefinden tun. Denn bereits ohne zu kosten, wecken die Düfte bei der Zubereitung der Speisen alle Sinne… „Kochen mit Aroma-Öl ist ein sinnliches Vergnügen". Wenn – als einfaches Beispiel – ein WOK-Gericht gezaubert wird, wertet man das Ganze mit Lemon- oder Zitronengras-Öl, Pfeffer- oder Ingwer-Öl auf… fertig ist das sinnliche Vergnügen.

Lassen Sie Ihre Phantasie spielen

Experimentieren Sie, denn Aroma-Öle lassen sich in jede Art von Kochen einbinden… von der Vorspeise über das Hauptgericht, bis zum Nachtisch… ein Versuch lohnt sich in jedem Fall.

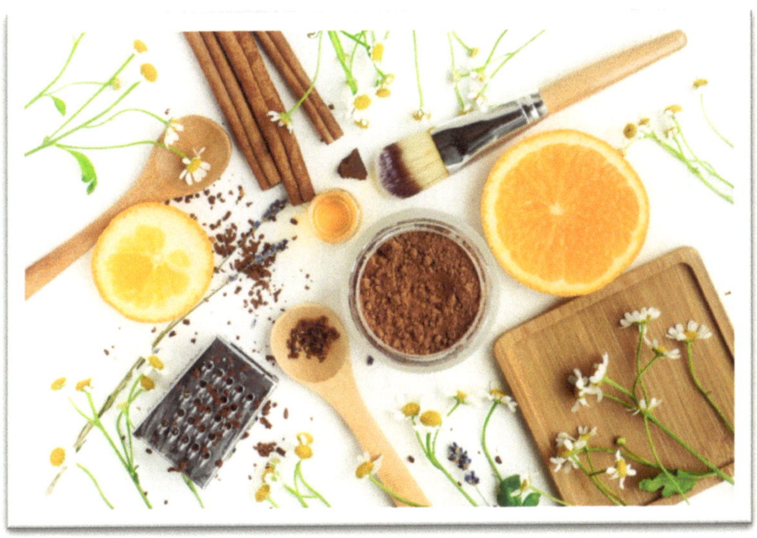

Weniger ist mehr ...

In den veröffentlichten Rezepten sind ätherische Öle nicht als Ersatz für frische Kräuter, Gewürze oder Früchte gedacht, sondern eher als eine Ergänzung. Doch Vorsicht: Verwenden sie bitte nur einen Tropfen eines Aroma-Öls, denn es handelt sich hierbei um hochkonzentrierte Essenzen. Nicht nur, da sie wertvoll sind, bei einer Überdosierung können Sie mit einem Tropfen zu viel das ganze Gericht ruinieren. Daher gilt hier der Grundsatz „WENIGER IST MEHR" und ein Nachwürzen ist jederzeit möglich.

Die Dosierung ist das Geheimnis

Es ist wichtig, ein ätherisches Öl nie direkt in eine Speise zu geben. Es kann sein, dass zu viel auf einmal aus dem Tropfer kommt. Daher empfiehlt sich die Dosierung mit Würz-Salz, -Öl, -Essig oder -Zucker.

Würz-Salz: 1-2 Tropfen ätherisches Öl auf ungefähr 300 g hochwertiges, naturbelassenes Salz tröpfeln und danach in ein kleines Schraubglas füllen, damit sich der Duft nicht zu schnell verflüchtigt.

Würz-Öl: 1-2 Tropfen ätherisches Öl in 50 ml hochwertiges Träger-Öl, wie natives Oliven-Öl oder ähnliches. So kann man auch problemlos eine spezielle Gewürzmischung, wie zum Beispiel Mediterran, Asia oder Wintertraum – nach persönlichen Geruchs- und Geschmacksvorlieben – herstellen.

Würz-Essig: 1-2 Tropfen ätherisches Öl in 50-100 ml hochwertigen, naturbelassenen (Apfel-) Essig träufeln… und schon ist ein feiner Essig hergestellt und sie haben jederzeit eine geniale Marinaden-Grundlage griffbereit zu Hause.

Würz-Zucker: 1-2 Tropfen ätherisches Öl in ein kleines Schraubglas mit (Birken-) Zucker, Honig oder Agavensirup träufeln und gut durchschütteln, sodass sich der Geruch schön verteilt.

Zudem lässt sich somit die Dosierung auch viel leichter handhaben … und ihrer Phantasie und Experimentierfreude sind dabei absolut keine Grenzen gesetzt.

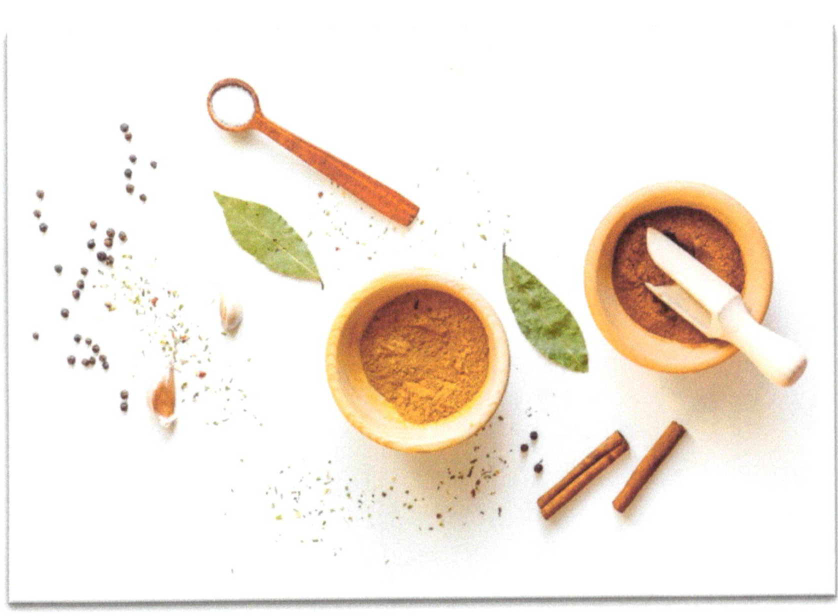

Wasser und Öl mischt sich nicht

Da sich ätherisches Öl, aufgrund der – auch – fettlöslichen Inhaltsstoffe der Pflanze, nicht mit Wasser mischen lässt, ist es notwendig, die verwendeten Öle immer zu emulgieren. So verhindert man, dass einzelne Tropfen an der Oberfläche schwimmen und sich nicht mit der Speise verbinden.

Zum Emulgieren eignen sich neutrale Öle, Sahne, Zucker, Salz, Butter, Alkohol und Honig. Nehmen Sie also am besten einen dieser – zu ihrem Gericht passenden – Grundstoffe, geben einen Tropfen eines ätherischen Öls dazu und vermischen dann beides. Danach abschmecken und kosten, ob das Aroma für sie passt.

Die Zahnstocher-Methode

Idealerweise – wenn man das Essen direkt geschmacklich verbessern möchte - nimmt man einen Zahnstocher und fährt damit in die Fläschchen-Öffnung, nimmt damit das ätherische Öl auf und verteilt es vorsichtig in der Speise … bereits mit einem Hauch von ätherischem Öl hat man genug Intensität, um einen besonderen Geschmack zu kreieren.

Ätherische Öle lieben es wohltemperiert

Geben Sie die flüchtigen ätherischen Öle möglichst nur in warme oder kalte Speisen. Am besten rührt man diese aromatischen Helfer kurz vor dem Servieren direkt in die fertige Speise ein, da sich sonst der Duft zu schnell verflüchtigt.

Die feinsten Gewürze der Welt

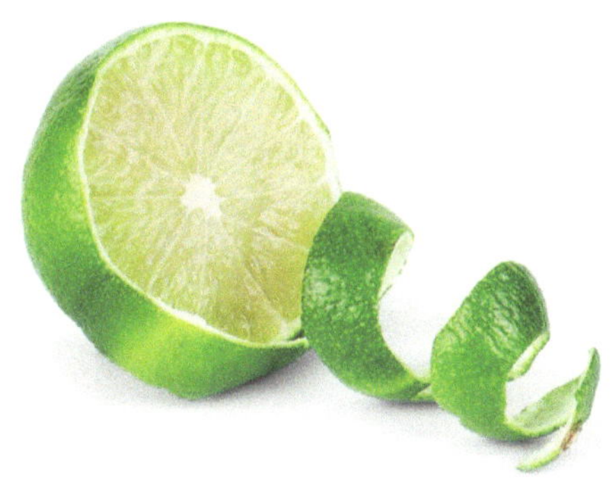

Ein nicht zu unterschätzender Vorteil ist, dass Sie mit einem Aroma-Öl immer eine Auswahl an verschiedenen Geschmacks- und Duftnoten zur Hand haben.

Denn wie oft ist es uns schon passiert, dass genau EINE Zutat für ein perfektes Gericht gefehlt hat – zum Beispiel die frische Zitrone – und wir dadurch nicht zum optimalen Ergebnis gekommen sind. Aber das Zitronen-, Orangen-, Majoran- und Oregano-Öl sollte in keiner Aromaküche fehlen, besonders wenn gerade mal nichts Passendes in frischer Qualität vorhanden ist!

Wie Sie den Nährwert steigern können

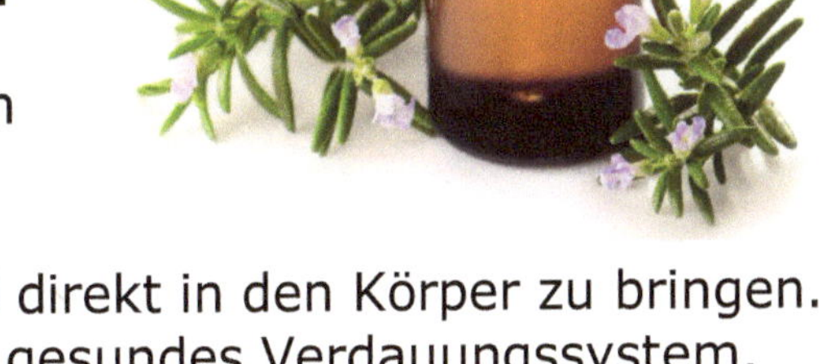

Ätherische Öle haben die Eigenschaft, Nährstoffe aus der Nahrung schnell und direkt in den Körper zu bringen. Sie unterstützen ein gesundes Verdauungssystem.

Daher sollten sie nicht als Ersatz für frische Kräuter, Gewürze oder Früchte dienen, sondern als Zusatz, zur besseren Aufnahme und zur Verfeinerung.

Wenn einem das Wasser im Mund zusammenläuft

Ätherische Öle bringen allein durch ihren Duft die Verdauungssäfte bereits vor dem Essen ins Fließen, was natürlich große gesundheitliche Aspekte beinhaltet.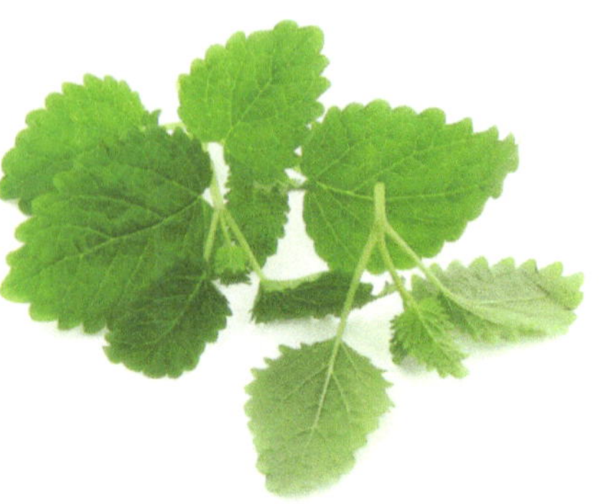 Zudem gelten viele Pflanzen als regelrechter „Boost" für unsere Gesundheit, wie zum Beispiel Thymian und Oregano, die für ihre antibakteriellen Eigenschaften, Zitronen und Melisse für ihre antiviralen Eigenschaften bekannt sind.

Schenken Sie Ihrer Familie ungeahnte Gaumenfreuden

Mit ätherischen Ölen lässt sich ganz schnell etwas Zaubern, wenn man dem Topfen (Quark) oder einer Süßspeise etwas mehr „Pep" verleihen möchte. Aber auch hier genügt zum Beispiel ein einziger Tropfen ätherisches Rosen-Öl (dieser entspricht 30 duftenden Rosen-Blüten) in einem Dessert für 6 Personen.

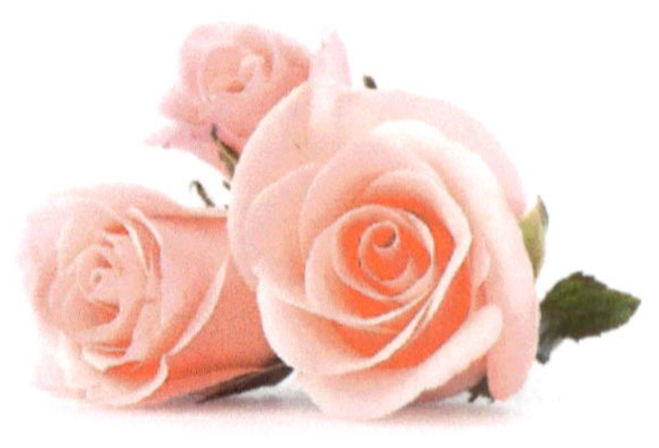

Ätherisch = flüchtig = empfindlich

Ätherische Öle höchster Qualität sind licht-, luft- und temperaturempfindlich. Daher bewahrt man die kostbaren Tropfen am besten in braunen Fläschchen auf.

Während ätherische Öle, die durch Dampfdestillation gewonnen wurden, eine lange Lebensdauer aufweisen, müssen Zitrusöle – die durch Kaltpressung gewonnen werden – schneller verbraucht werden. Deren Haltbarkeit beschränkt sich nach der Öffnung des Fläschchens auf ein Jahr.

Fertig zubereitete Würz-Öle oder ein Würz-Sirup in Klarsichtflakons sollten innerhalb von sechs Monaten aufgebraucht werden.

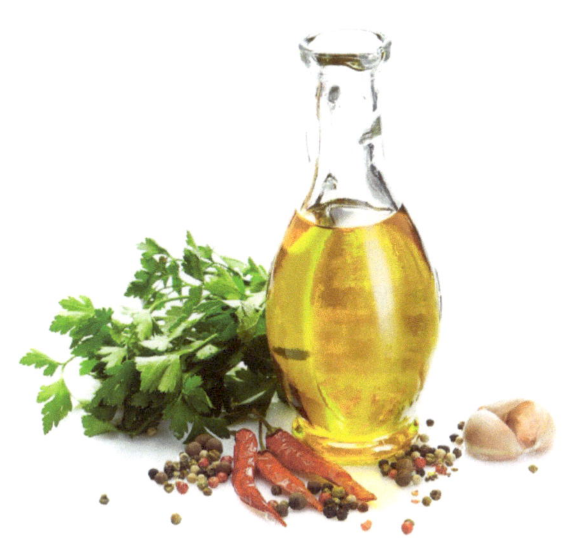

Geschenke aus der Küche - zum Selbermachen

Duftende Geschenke, die Freude machen

In zirka 50 ml gutem Öl oder 50 g Honig werden je nach gewünschter Intensität und Duft- und Geschmacksvorliebe 1-2 Tropfen ätherisches Öl dazugegeben. Besonders dekorativ sieht das Öl/der Honig aus, wenn man das Geschenk zusätzlich mit frischen Kräutern schmückt: Dazu die Kräuter waschen, trocken tupfen und in eine dekorative Flasche geben. Das Speiseöl/Honig mit einem Aroma-Öl gut mischen und in die Flasche einfüllen. Achten Sie unbedingt darauf, dass die Kräuter vollständig vom Öl bedeckt sind, sonst beginnen sie zu schimmeln.

Sehr gut passt zum Beispiel ein blühendes Thymian-Zweigerl in das Glas mit Öl oder Honig und zur Intensivierung 1-2 Tropfen ätherisches Thymian-Öl. Bei einer Kreation mit Mittelmeergewürzen wie Rosmarin, eignen sich 1-2 Tropfen ätherisches Rosmarin-Öl hervorragend.

Meiner Erfahrung nach ist es immer idealer, wenn nicht zu viele verschiedene Geschmacks- und Duftrichtungen gleichzeitig verwendet werden. Denn ansonsten erscheint der Geschmack oft zu „unrund". Es ist daher von Vorteil, wenn Öle als Einzel-Öle getrennt voneinander angesetzt werden und erst bei der Zubereitung der Speise als perfekte Abrundung und Ergänzung gemischt werden.

Kräuter-Öl-Salz

Probieren Sie doch
einfach einmal ein
Salz selbst
herzustellen …

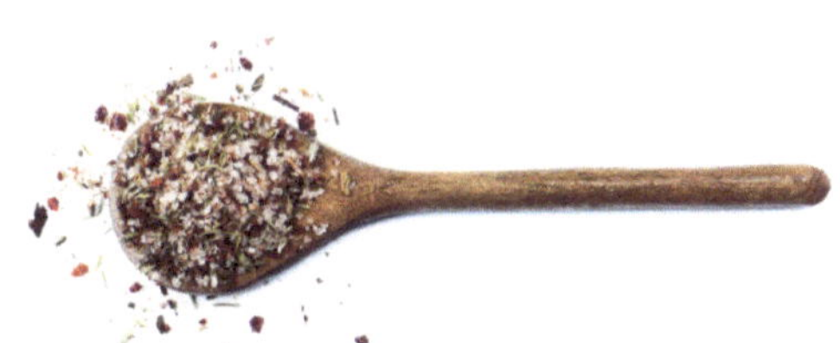

Sie benötigen dazu
ein hochwertiges
Salz ihrer Wahl und füllen dieses in eine Schüssel
und geben kleingeschnittene frische oder gerebelte
trockene Kräuter und noch 1-2 Tropfen eines
ätherischen Öls dazu … und fertig ist ein wertvolles,
duftendes Salz zum Verfeinern Ihrer Gerichte. Es ist
auch ein dekoratives Geschenk!

Marmelade, Gelee und Chutney

Jede (hausgemachte)
Marmelade, jedes
Gelee oder auch
Chutney, lässt sich –
je nach individuellem
Gusto – mit 1-2
Tropfen ätherischem
Öl verfeinern.

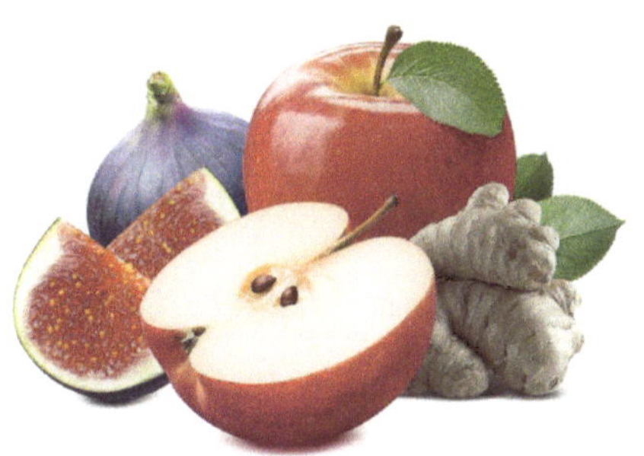

Besonders bewährt
haben sich unter anderem folgende Chutney-
Kombinationen: Apfel mit Ingwer, Zimt, Nelken und
Piment. Birne mit Ingwer, Thymian, Chili und Pfeffer.
Marille mit Chili, Minze und Salbei. Quitten mit
Zitrone, Pfeffer, Zimt und Nelken. Tomaten mit
Basilikum, Pfeffer und Salbei. Und Zucchini mit
Ingwer, Pfeffer, Thymian, Rosmarin und Curry. Und
Himbeergelee schmeckt zum Beispiel ausgezeichnet
mit einem Hauch von Rosen-Öl …

Eingelegtes Gemüse

Mit ätherischem Thymian-, Rosmarin- oder Oregano-Öl lässt sich der Eigengeschmack eines jeden eingelegten Gemüses verfeinern. Oder Sie verwenden einen selbst hergestellten Würz-Essig zur Abrundung des Geschmacks.

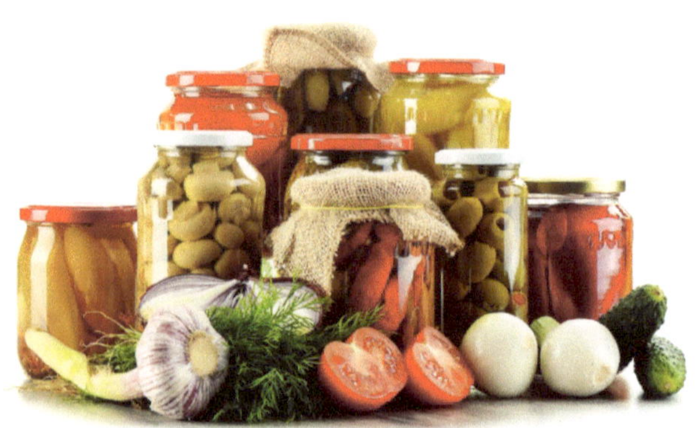

Der köstliche Durstlöscher

Und auch (hausgemachte) Limonade oder Sirup duften und schmecken voller und intensiver, je nach individueller Duft- und Geschmacksvorliebe, mit 1-2 Tropfen Pfefferminze-Öl, Lavendel-Öl oder einem Citrus-Öl (Zitronen-, Mandarinen- oder Orangen-Öl).

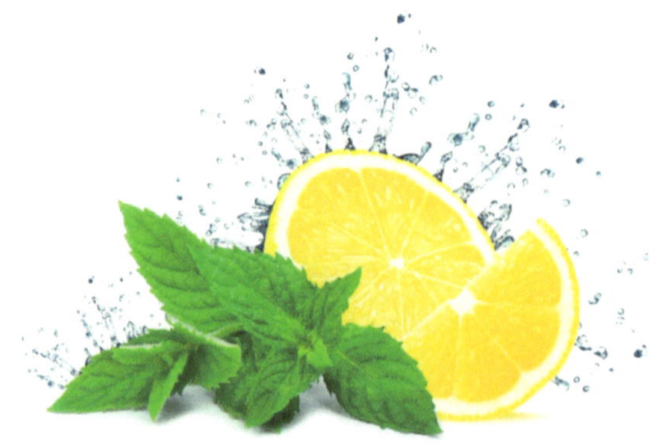

Senf – Der gesunde Scharfmacher

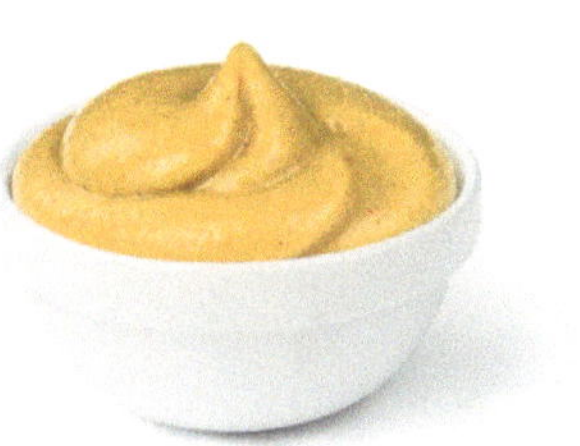

- 200 g Senfmehl
  (weiß=milde, schwarz=
  scharfe Variante)
- 100 ml Essig
- 150 ml Weißwein
- 2 EL Zucker oder Honig
- Etwas Salz und Öl

Als **Ätherische Öle** eignen sich sehr viele die
Auswahl hängt ganz von den geschmacklichen
Vorlieben und der anschließenden Verwendung des
Senfes ab: zum Beispiel Thymian-, Rosmarin,
Orangen-, Dill-, Ingwer-, Karottensamen-,
Sandelholz-Öl, und viele andere.

Als **Gewürze** eignen sich 2 Lorbeerblätter, 3
Knoblauchzehen, 5 Wacholderbeeren, 1 kleine
Zwiebel und 4 Gewürznelken

Als **Kräuter** eignen sich Schafgarbe, Basilikum,
Taubnessel, Giersch, Estragon, Rosmarin, Petersilie,
Thymian, Liebstöckel, …

Zubereitung: Alle Zutaten vermengen und zirka 3
Wochen im Dunklen offen stehen lassen, ab und zu
umrühren (ist er nach den 3 Wochen zu stark,
weiterhin offen stehen lassen, sodass er
„ausdünsten" kann).

Hildegard von Bingen empfahl Senfmehl mit Wein
oder Apfelessig zu mischen.

Günstigere Variante: Senfkörner in Öl, Essig und Wein zirka 2 Stunden quellen lassen – mit dem Stabmixer mixen und die Gewürze dazugeben.

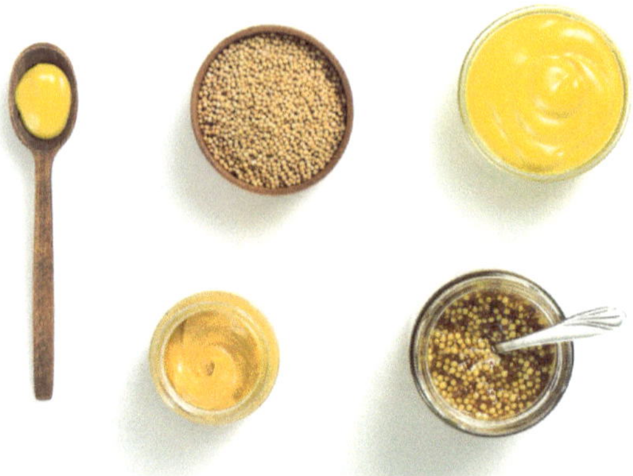

Fruchtleder – Die gesunde Nascherei

Zirka 500 g Beeren/Obst fein pürieren und für die Süße eventuell 2 EL Honig dazugeben. Die Masse anschließend in einer dünnen Schicht auf ein Backblech auftragen und im Backofen – bei nicht mehr als 50 Grad trocknen, da sonst alle Vitamine verlorengehen. Nach dem Trocknen entweder in kleine Stücke reißen, Lieblings-Formen ausstechen oder schneiden.

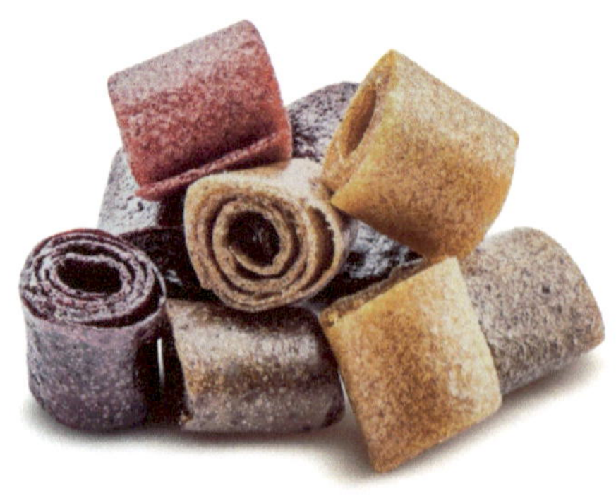

Streichzarte Gewürzbutter Ideen

Zirka 250 g Butter zimmerwarm werden lassen und kleingeschnittene **Kräuter** wie Kapuzinerkresse – Blätter und Blüten, Basilikum, fein geriebener Kren/Meerrettich, Borretsch-Blüten und mehr.

Oder **Gewürze** wie Chili, Pfeffer und Kurkuma mit etwas Salz vermengen.

Dann ein **Ätherisches Lieblings-Öl** dazu träufeln. Auch hier sind dem Gusto keine Grenzen gesetzt. Sehr gut passen alle Citrus-Öle, da sie den Eigengeschmack ganz fein hervorheben und frischer machen.

Bei dieser Idee gibt es – je nach persönlichen Vorlieben – eine Unmenge an Geschmacks- und Kombinationsmöglichkeiten.

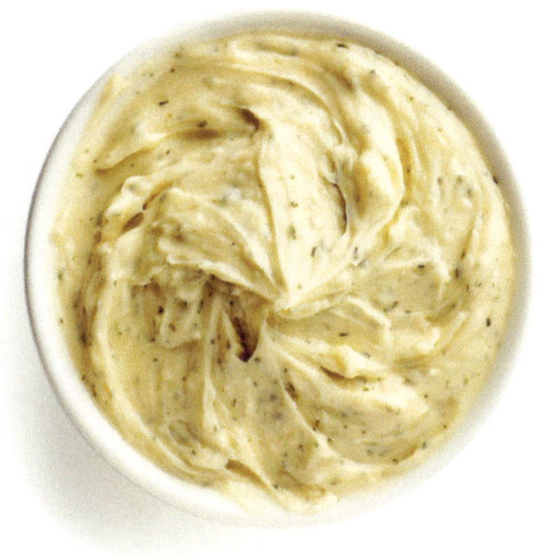

Likör selbst gemacht

300 g frische Beeren mit 150 g Kandiszucker und 0,7 Liter Korn in eine große Flasche mit weiter Öffnung geben.

Zum Verfeinern des Aromas eignen sich **Ätherische Öle** wie Vanille, Kardamom, Orange, Zitrone, Zimt, Gewürznelken und Ingwer … Diese zugeben und darauf achten, dass die Früchte mit Alkohol bedeckt sind.

Mindestens 6-8 Wochen ziehen lassen (da sich der Geschmack erst nach und nach entwickelt) und das Glas immer wieder mal leicht schwenken, damit sich der Zucker auflösen kann.

Nach der Reifezeit alles durch ein feines Sieb oder Tuch abtropfen lassen.

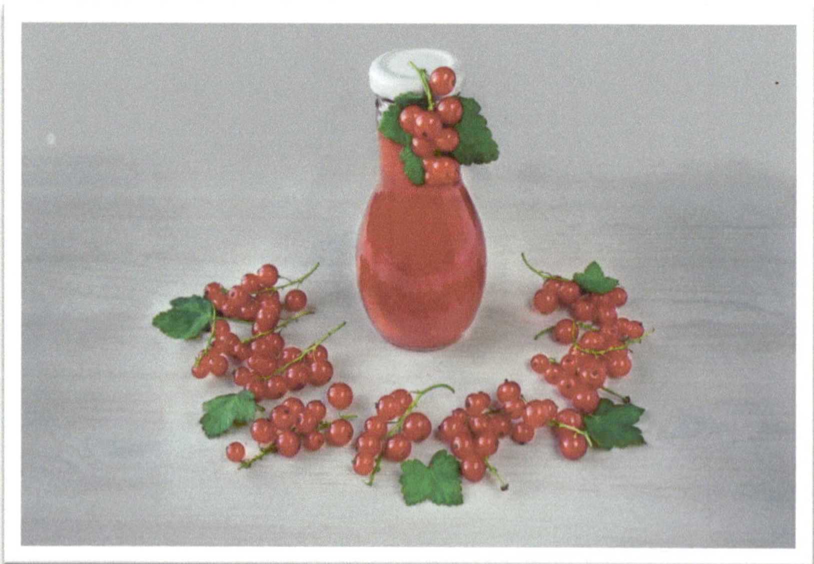

Liköre, mit wärmenden Gewürzen verfeinert,
wie unter anderem mit
Zimt, Anis und
Gewürznelken, eignen sich
besonders in der
Vorweihnachtszeit zum
Selber-Genießen oder zum
Bewirten seiner Gäste.

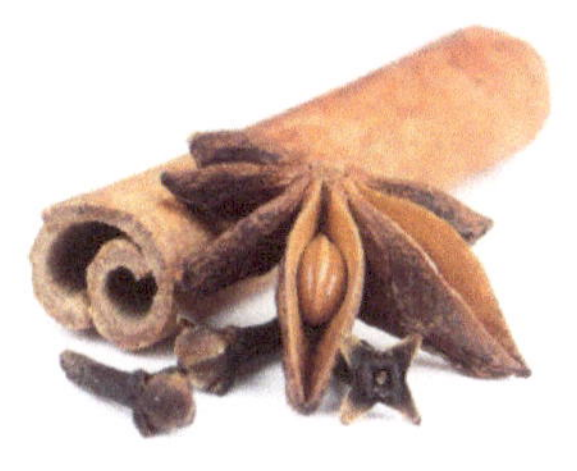

Selbstgemachte Liköre sind aber auch ein sehr
begehrtes Mitbringsel.

Das Likör-Basisrezept

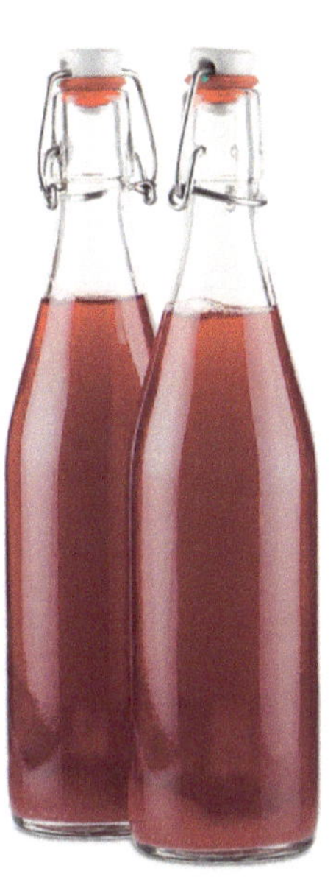

- 1 kg Beeren
  oder 50 g Kräuter
- 1 Liter Korn
- ½ kg Kandiszucker
- Ätherische Öle

Man nimmt auf 1 kg
Beeren oder 50 g
Kräuter, 1 Liter Korn und
½ kg Kandiszucker und
lässt dieses Gemisch,
verfeinert und verstärkt
mit diversen ätherischen
Ölen, 6-8 Wochen an
einem warmen, dunklen

Ort stehen. Ab und zu vorsichtig schütteln. Nach
dieser Zeit die Flüssigkeit in Flaschen abseihen und
diese verschlossen aufbewahren. Im Laufe der
Lagerzeit wird der Likör immer aromatischer.

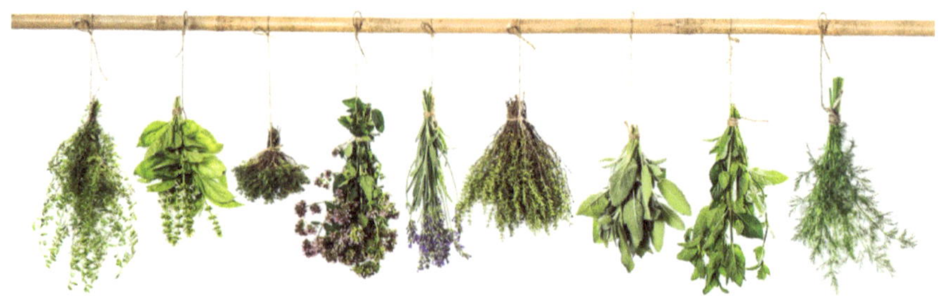

KRÄUTER: Zum Ansetzen eignen sich Kräuter wie Thymian (kräftigt die Nerven), Minze (Antioxidans), Rosmarin (verleiht Energie und Aufmerksamkeit), Salbei (bei mentaler Ermüdung), Tanne (nervenstärkend), Muskatellersalbei (anregend und entspannend zugleich) und noch viele andere - jeweils verfeinert mit dem dazu gehörigen ätherischen Öl. Zu Thymian passt zum Beispiel hervorragend 1 Tropfen ätherisches Thymian-Öl.

BLÜTEN: Rosen (entspannend), Veilchen (blutreinigend), Lavendel (beruhigend), Dill (vitalisierend) und viele weitere mehr.

FRÜCHTE: Es eignen sich unter anderem: Marille (hoher Vitamin A-Gehalt), Sanddorn (kräftigend), Schlehe/Schlehdorn (entzündungshemmend) und allen Arten von Beeren. Diese können genial mit einem ätherischen Rosen-Öl oder Orangen-Öl (entspannend), Ingwer (wärmend) und mehr verfeinert werden.

Experimentieren Sie nach Herzenslust!

Anis- oder Kümmel-Likör

Ideal bei Völlegefühl und Magendrücken.

40-50 g Anissamen
mörsern, 1 g Zimt (optional
1 Tropfen ätherisches Zimt-
Öl), ½ kg Kandiszucker und
1 Liter guten Korn
beifügen. Das Ganze
wieder 6-8 Wochen stehen lassen, danach abfiltern,
in Flaschen füllen und noch eine Zeitlang ruhen
lassen.

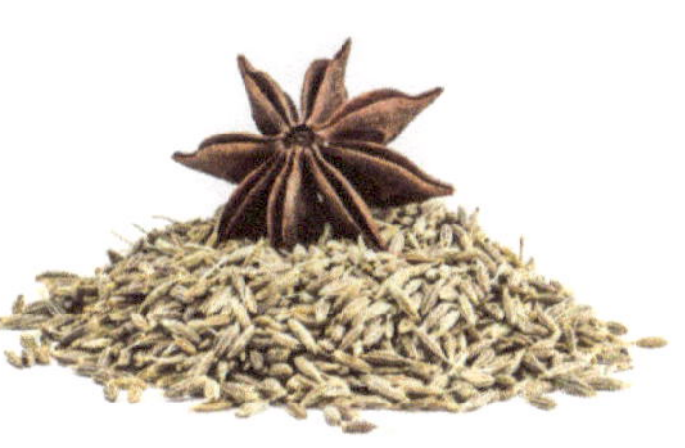

Schlehen/Schlehdorn-Likör

Die 1 kg Schlehen-Früchte müssen vor der
Verwendung gefroren sein (entweder in der Natur
oder im Tiefkühler), danach einzeln anstechen und in
ein großes Glas füllen, ½ kg Kandiszucker, das Mark

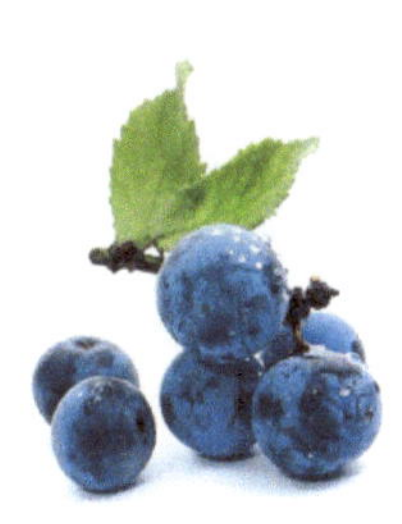

einer Vanille-Schote und einige,
stark antioxidativ wirkende
Gewürznelken beifügen (optional
je 1 Tropfen ätherisches Vanille-
und Gewürznelken-Öl). Mit dem
Korn aufgießen und 6-8 Wochen
warm und dunkel stehen lassen

und gelegentlich schütteln. Nach dieser Zeit hat er
eine schöne, rote Farbe angenommen.

Quitten-Käse

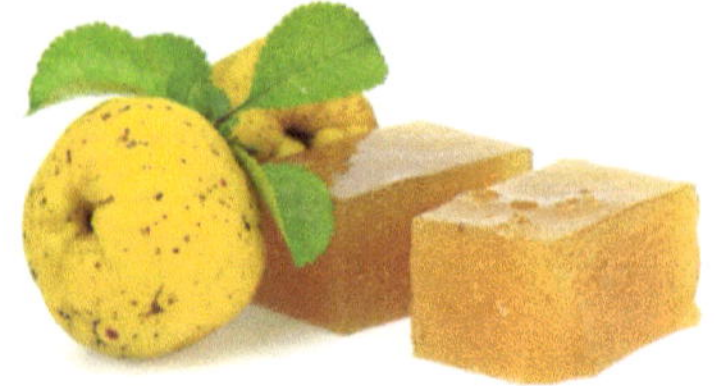

- 750 g Quitten gut abgerieben, Stiel und Strunk entfernt und zerkleinert
- ½ Liter Wasser
- 200 g Zucker
- 1 TL Zimt (optional 1 Tropfen ätherisches Zimt-Öl oder/und 1 Tropfen ätherisches Orangen- oder Mandarinen-Öl, die den „Käse" ganz fein abrunden.

Zubereitung:

Die Quitten im Wasser weich kochen, herausnehmen. (Das Quittenwasser zum Trinken aufbewahren, es schmeckt kalt und warm getrunken sehr lecker und ist reich an Vitamin C, Kalium und Kupfer.) Die Früchte fein passieren und mit dem (Gelier-) Zucker vermengen. Das Ganze dick einkochen lassen und dabei regelmäßig umrühren, da sich die Quittenmasse schnell am Boden anlegt.

Die heiße Masse zirka 1 cm hoch in eine rechteckige Form füllen und kalt werden lassen. Danach einige Stunden bei 40 Grad im Backofen trocknen und dabei die Backofentür einen kleinen Spalt offen lassen. Als getrocknete Masse lassen sich verschiedene Formen, Schnitten und Würfel ausschneiden und eventuell in Staubzucker wälzen.

Die weihnachtliche Duftorange

Nehmen Sie eine schöne Bio-Orange und stechen Sie
an einer Seite – die dann später oben ist – ein
kleines Loch. Danach bespicken sie die Orange ganz
dicht mit Gewürznelken. Legen Sie dann die Orange
mit dem kleinen Loch an der Oberseite auf einen
Teller. In das Loch können Sie dann 1-2 Tropfen
eines ätherischen Öls hineinträufeln. Bevorzugte
weihnachtliche Düfte sind Zimt, Sternanis, Vanille,
Gewürznelken, Citrus-Öle und ähnliches.

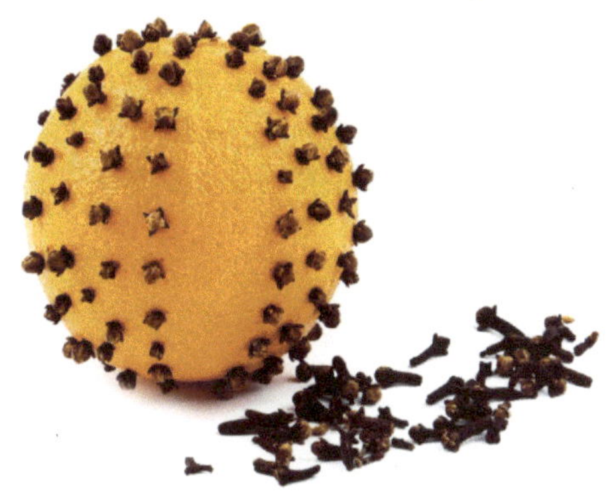

Kleine duftende Vorschläge zum Ausprobieren

Ein duftendes, desinfiziertes Schneidbrett

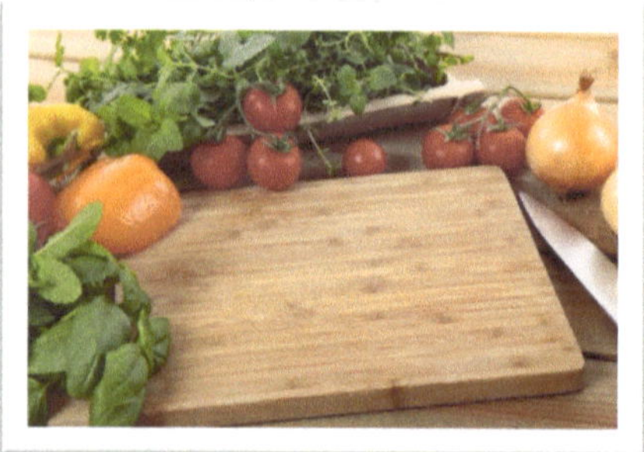

1-2 Tropfen eines Citrus-Öls mit ganz wenig Speise-Öl auf das Küchenbrett träufeln und auf der Schnittfläche verreiben.

Kräuter, Gemüse, Obst, Fisch, Fleisch und andere Zutaten darauf schneiden. Sie werden erstaunt sein, welche geniale Wirkung das hervorruft.

Ein Hauch von Duft in der Schale

Schüsseln und Schalen mit 1-2 Tropfen einer individuellen Würzessenz, oder einem ätherischen Einzel-Öl einreiben ... das erhöht bereits die Vorfreude auf das Essen.

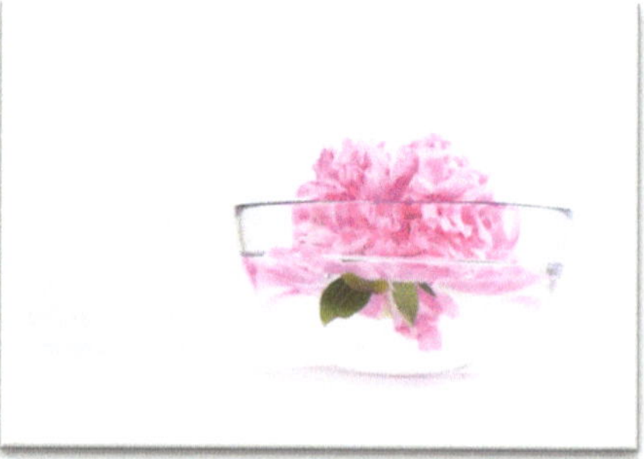

Und dann die Zutaten einfüllen und sich über den – noch intensiveren – Duft freuen.

Rezepte aus der Aroma-Küche

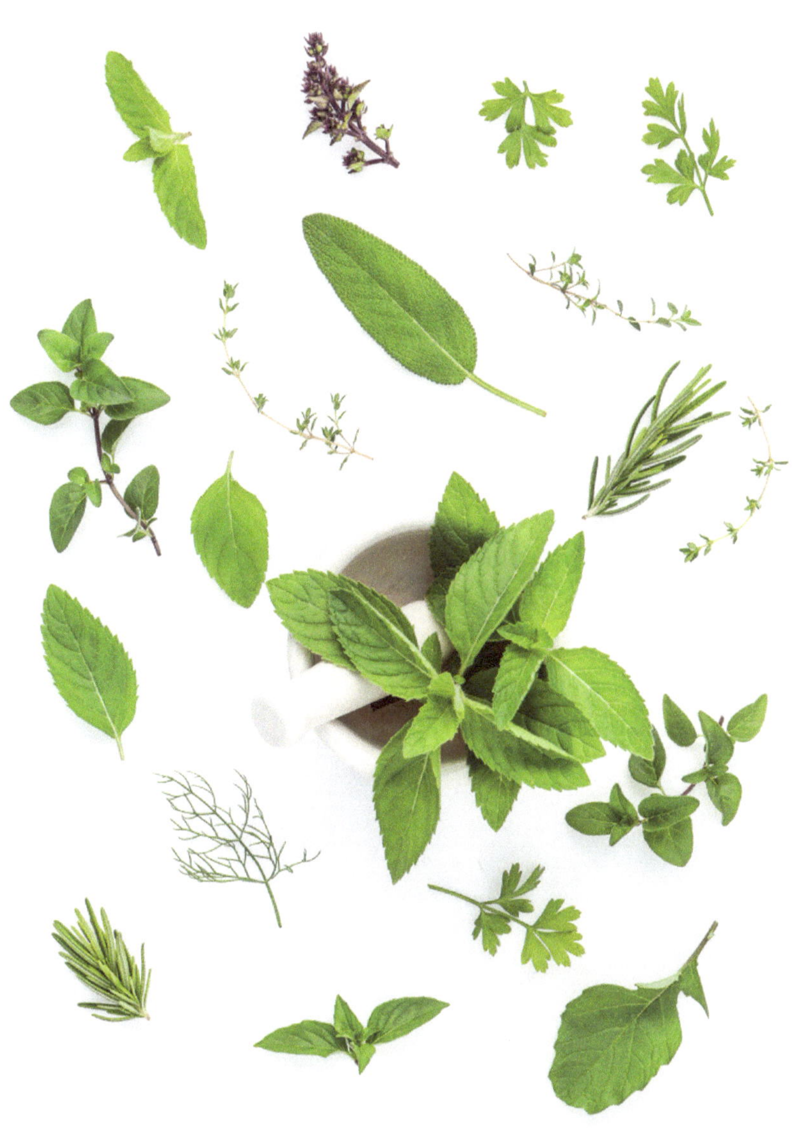

Knoblauch-Dip

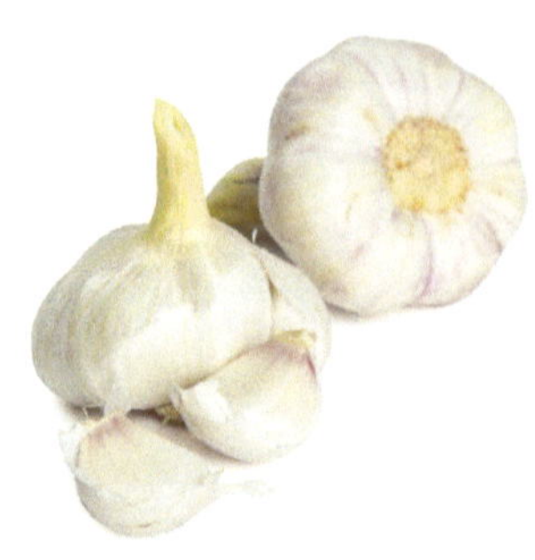

Zutaten für 4 Personen:

- 2 Knoblauchknollen
- 6 Esslöffel gutes Öl
- 1 kleine Zwiebel, geschnitten
- 3 Esslöffel Tahini (Sesampaste)
- 2 Esslöffel frisch gehackte Petersilie
- Salz und Pfeffer (-Öl)
- 1 Tropfen eines ätherisches Citrus-Öls... (schmeckt auch sehr interessant mit zusätzlich 1 Tropfen ätherischem Lavendel-Öl)
- Warmes Baguette, Wrap, Pita-Brot oder ähnliches
- Frisches, saisonales, in mundgerechte Stücke geschnittenes Gemüse (z.B. Rotkraut, Zucchini, Mangold, Tomaten...) Eventuell mit einer Handvoll Sprossen dekorieren

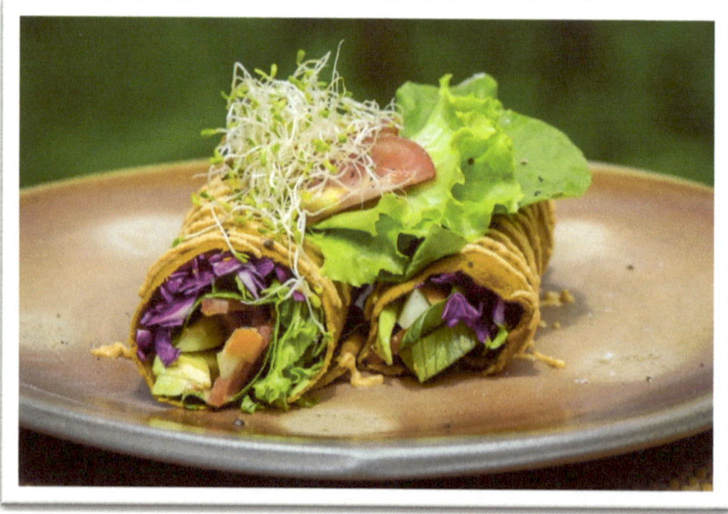

Zubereitung:

Die Knoblauchknollen in einzelne Zehen zerteilen, auf ein Backblech legen und in einem auf 200 Grad vorgeheizten Backofen 8-10 Minuten rösten, beiseite stellen, abkühlen lassen, dann schälen und fein hacken.

Das Öl in einer Pfanne erhitzen, Knoblauch sowie Zwiebel zugeben und bei geringer Hitze weich dünsten. Tahini und Petersilie verrühren, mit Salz, Citrus-Öl und Pfeffer (-Öl) würzen und vorsichtig mit dem Knoblauch-Zwiebel-Gemisch vermengen.

Mit den rohen Gemüse-sticks und dem warmen Baguette oder Wrap servieren.

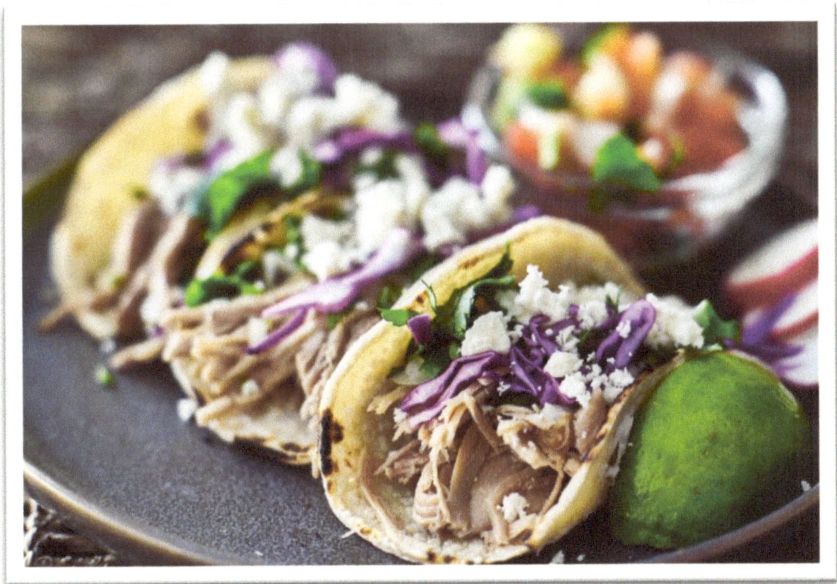

Avocadosalat mit Shrimps und Limetten-Öl-Dressing

Zutaten für zwei Personen:

- 2 reife Avocados
- 1 rote und 1 grüne Paprikaschote
- einige schwarze, entkernte Oliven
- 1 kleine rote Zwiebel
- 120 g Gouda (oder ein anderer Käse)
- 250 g Shrimps

Für die Marinade:

- 4 EL Balsamico-Essig
- 1 Prise Meersalz
- 1 Prise schwarzer Pfeffer
- 8 EL Olivenöl
- 1 Tropfen ätherisches Limetten- oder eine Citrus-Öl (sehr lecker schmeckt hier auch das Mandarinen-Öl, da es den Geschmack ganz fein abrundet) und 1 Tropfen ätherisches Minze-Öl

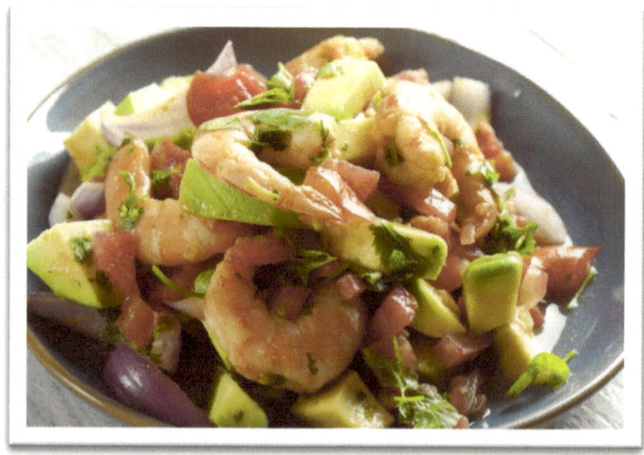

Zubereitung:

Avocados halbieren, entkernen, Fruchtfleisch aus der Schale lösen und kleinwürfelig schneiden. Die Paprikaschoten waschen, entkernen und ebenfalls in kleine Würfel schneiden. Zwiebel schälen und möglichst fein schneiden. Zuletzt die Oliven und den Käse kleinwürfelig schneiden.

Für die Marinade alle Marinade-Zutaten (außer den ätherischen Ölen) verquirlen, die Shrimps, Avocado und die anderen Zutaten dazugeben und vorsichtig unterheben. Im Kühlschrank zwei bis drei Stunden durchziehen lassen. Zirka 15 Minuten vor dem Servieren aus dem Kühlschrank nehmen, die ätherischen Öle mit einem Esslöffel Speiseöl mischen, drüber träufeln und kurz ziehen lassen. Eventuell mit kleinen Toastbrotecken und Minze-Blättern servieren.

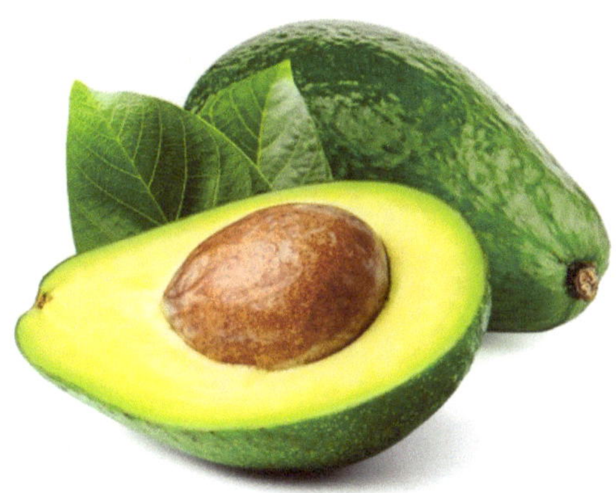

Gemüsechips

Zutaten für 4 Personen:

- Verschiedenes (eher festes) Gemüse wie Kartoffeln (2 Stück), Rote Rüben, Karotten, Fisolen, Pastinaken und Ähnliches
- 3 Esslöffel gutes Öl
- Salz
- Je 1 Tropfen ätherische Öle wie Rosmarin-Öl, Thymian-Öl, Limetten-Öl, Majoran-Öl und andere (hier darf und soll experimentiert werden, da viele Geschmacks- und Duftvarianten zum Einsatz kommen können)

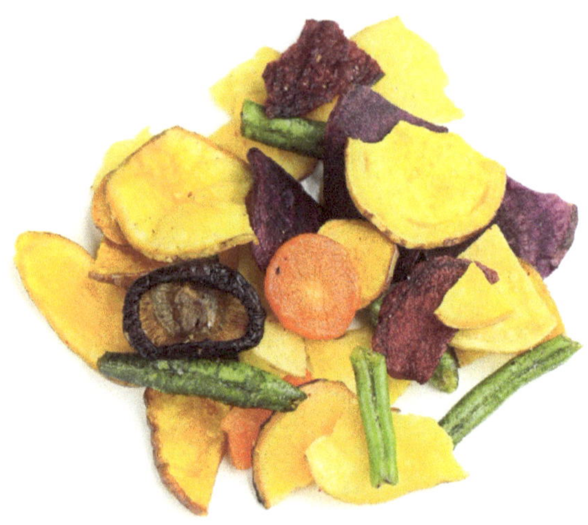

Zubereitung:

Die Kartoffeln und das Gemüse waschen, schälen und in sehr dünne Scheiben schneiden. Dann das Öl in einer Pfanne erhitzen, das Gemüse portionsweise dazu geben und je zirka 5 Minuten rösten, bis sich die Ränder leicht hochbiegen.

Mit einem Schaumlöffel herausnehmen und zum Abtropfen auf eine Lage Küchenpapier legen.

Die gebratenen Chips auf zuvor gewässerte Holzspieße stecken, mit Salz bestreuen, auf den vorgeheizten Backofen-Grill legen und auf mittlerer Stufe 10 Minuten rösten, bis das Gemüse knusprig ist.

Zum Schluss wird je 1 Esslöffel gutes Speiseöl in kleine Schälchen gegeben und je nach Gusto 1 Tropfen ätherisches Öl dazu geträufelt. Die Chips mit dem Öl bepinseln und noch warm genießen.

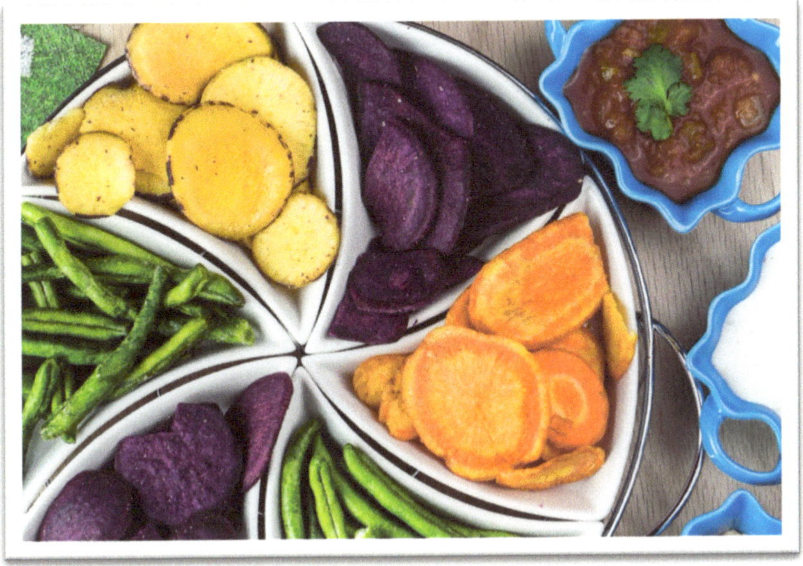

Pastinaken-Suppe mit Curry

Zutaten für 4 Personen:

- 1 Esslöffel gutes Öl
- 15 g Butter
- 1 rote Zwiebel und 1 Zehe Knoblauch gehackt
- 3 Pastinaken
- 2 Teelöffel Garam Masala
- ½ Teelöffel Chilipulver und ½ Teelöffel Currypulver
- 1 Esslöffel Mehl
- 850 ml Gemüsebrühe
- 1 Tropfen ätherisches Zitronen- oder ein anderes Zitrus-Öl
- Wer einen eher deftigen Geschmack bevorzugt, kann mit je ½-1 Tropfen ätherischem Thymian-, Salbei-, Majoran- oder Oregano-Öl würzen
- Salz und Pfeffer (-Öl)
- Zitronenzesten zum Dekorieren

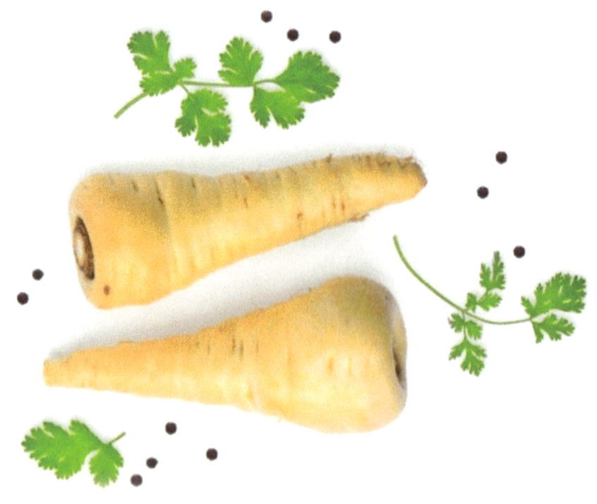

Zubereitung:

Öl und Butter in einem großen Topf erhitzen.
Zwiebel, Pastinaken und Knoblauch zugeben und so
lange rühren, bis das Gemüse weich, jedoch noch
nicht braun ist. Garam Masala, Chili- und Currypulver
zugeben. Mehl einstreuen und unter ständigem
Rühren zirka 30 Sekunden anschwitzen. Dann
Gemüsebrühe dazugeben.

Einige Gemüsestücke mit einem Schaumlöffel aus
der Suppe nehmen und beiseite stellen. Das restliche
Gemüse pürieren. Nun das vorher beiseite gestellte
Gemüse unterrühren und noch einmal kurz erhitzen.
Mit Salz, Pfeffer und ätherischen Ölen abschmecken.
In Suppenschalen füllen, mit Zitronenzesten
garnieren und servieren.

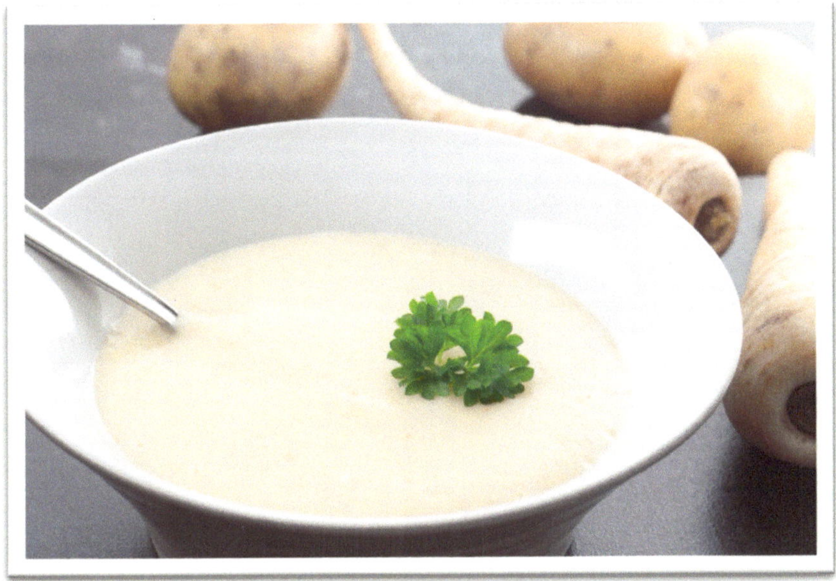

Kürbiscremesuppe

Zutaten für 4 Personen:

- Zirka 500 g Hokkaido Kürbis
- 2 Esslöffel Kokosöl
- 1 Zwiebel geschält, gewürfelt
- 2 Zehen Knoblauch geschält, gewürfelt
- 500 ml Gemüsebrühe
- Kokosmilch nach Bedarf
- Kürbiskern-Öl
- Salz
- 1 Tropfen ätherisches Ingwer-Öl verleiht der Suppe eine gewisse Schärfe, Zitronen- oder Orangen-Öl macht sie frischer

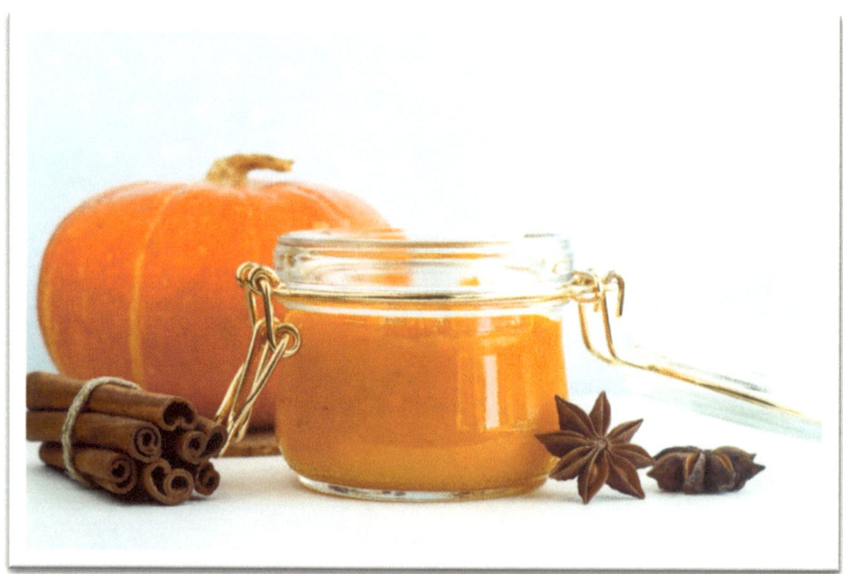

Zubereitung:

Den Kürbis waschen, den Stielansatz wegschneiden, die Kerne entfernen und in grobe Stücke schneiden.

Zwiebel und Knoblauch in Kokosöl glasig anbraten, mit Brühe aufgießen und die Kürbisstücke zugeben. Köcheln lassen, bis der Kürbis weich ist. Pürieren, Kokosmilch unterrühren und mit den ätherischen Ölen abschmecken. Nicht mehr aufkochen lassen!

Eventuell mit ein paar Tropfen Kürbiskern-Öl und/oder geschroteten Kürbiskernen servieren.

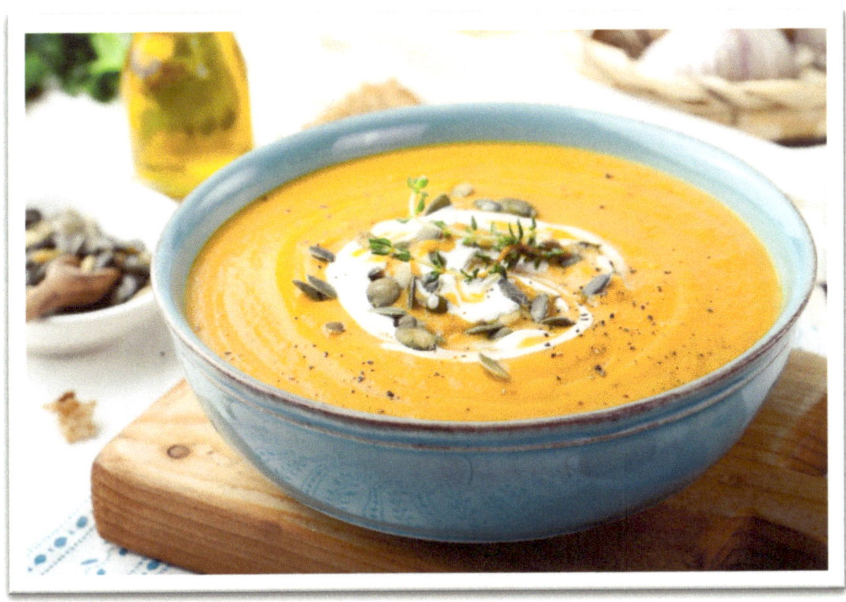

Tomatensuppe

Zutaten für 4 Personen:

- 2 Esslöffel gutes Öl
- 2 rote Zwiebel und 1 Zehe Knoblauch gehackt
- 1 Selleriestange gehackt
- 1 Karotte gehackt
- 500 g reife Tomaten, in Stücke geschnitten
- 750 ml Gemüsebrühe
- 150 ml trockener Weißwein
- 1 Teelöffel Zucker
- 125 g Haselnüsse
- 125 g schwarze, entsteinte Oliven
- 1 Esslöffel Öl
- 1 Baguette oder Ciabatta
- Salz und Pfeffer (-Öl)
- Je 1 Tropfen ätherisches Oregano-, Thymian- und Basilikum-Öl
- Eine Handvoll Basilikum-Blätter

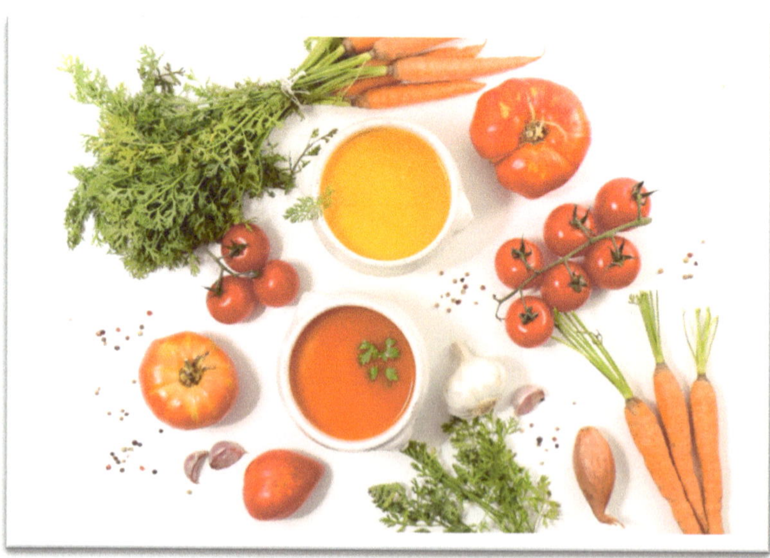

Zubereitung:

Das Öl in einer Pfanne erhitzen, Zwiebel, Knoblauch, Sellerie und Karotte dazugeben und bei schwacher Hitze glasig dünsten. Tomaten, Gemüsebrühe, Weißwein und Zucker zugeben. Zirka 15 Minuten zugedeckt, bei schwacher Hitze köcheln lassen.

Haselnüsse und Oliven fein hacken, in eine kleine Schüssel geben, mit dem Öl mischen und je 1 Tropfen ätherisches Oregano-, Thymian- und Basilikum-Öl dazugeben und beiseite stellen.

Baguette oder Ciabatta im vorgeheizten Backofen bei 190 Grad zirka 5 Minuten erwärmen (optional das Baguette in Scheiben schneiden, mit Knoblauch-Öl einpinseln und in den Backofen schieben).

Die Suppe pürieren, mit Salz und Pfeffer abschmecken und in kleine Schälchen füllen. Mit Basilikum-Blättern garnieren. Das warme Baguette und die Oliven-Haselnuss-Paste separat dazu reichen.

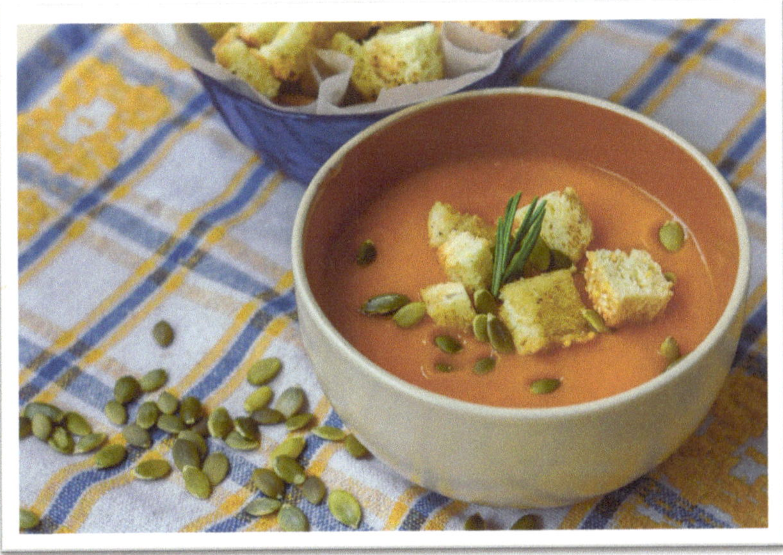

Risotto mit Steinpilzen

Zutaten für 4 Personen:

- 250 g Basmati-Reis
- 400 ml Gemüsebrühe
- 1-2 Tropfen Zitronen-Öl für das Küchenbrett
- Zum Abrunden je 1 Tropfen Thymian-Öl, Majoran-Öl, Muskat-Öl und Rosmarin-Öl
- 1 mittlere Zwiebel
- 1 Bund Petersilie
- 250 g Champignons
- 250 g Steinpilze (oder andere Pilze)
- 1 TL Butterschmalz oder ein hochwertiges Öl
- 50 g geriebener Parmesan
- ½ TL Meersalz
- gemahlener Pfeffer

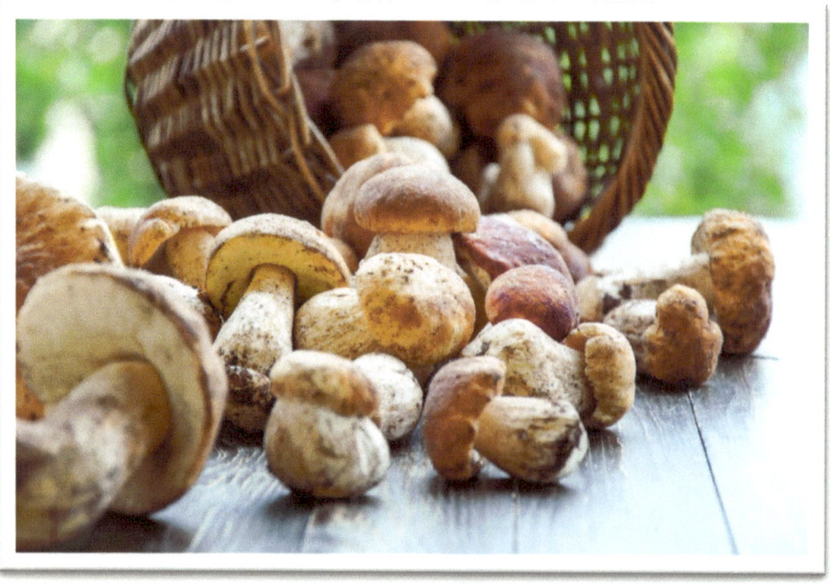

Zubereitung:

Basmatireis kurz abspülen und in der Gemüsebrühe 20-25 Minuten weich kochen. Auf ein Küchenbrett 1-2 Tropfen Zitronen-Öl (das vorher mit etwas Träger-Öl verdünnt wurde) träufeln und verreiben. Darauf die Zwiebel fein würfeln, die Petersilie hacken und die verschiedenen Pilze in feine Scheiben schneiden.

In einer tiefen Pfanne oder Wok die Zwiebel im Butterschmalz oder Öl anschwitzen, die Pilze dazugeben und ebenfalls anschwitzen. Mit dem Basmati-Reis vorsichtig vermengen und zum Schluss die Würz-Öle unterheben. Mit geriebenem Parmesan und Petersilie garnieren.

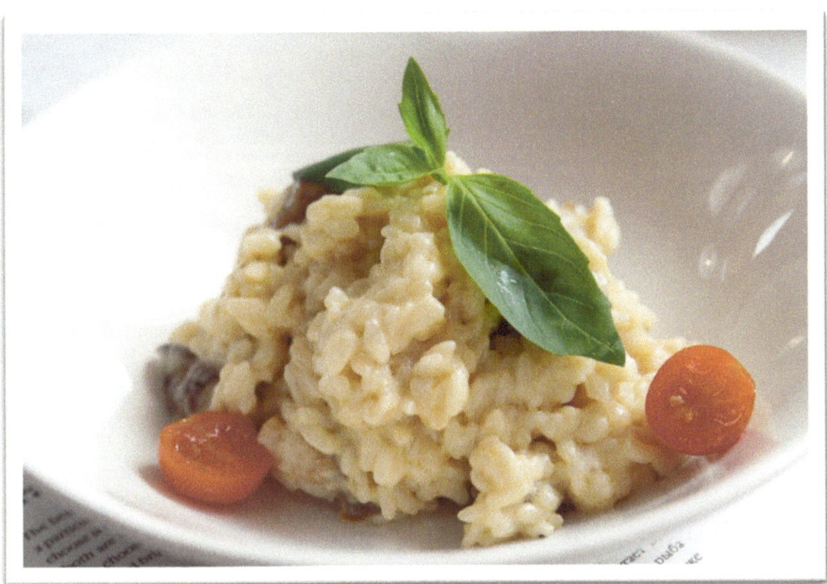

Grüne Gemüsepfanne

Zutaten für 4 Personen:

- 2 Esslöffel gutes Öl
- 2 Knoblauchzehen, fein gehackt
- 8 Frühlingszwiebel, in Ringen
- 2 Selleriestangen, in Scheiben
- 125 g Zuckererbsen
- 1 Handvoll Cashew Kerne oder Erdnüsse
- 175 g Chinakohl, in Streifen
- 175 g Pak Choi oder Blattspinat, in Streifen
- 1 Teelöffel frische, geriebene Ingwerwurzel oder 1 Tropfen ätherisches Ingwer-Öl
- 1 Tropfen ätherisches Thymian-Öl intensiviert den Geschmack, Lemon- oder Zitronengras-Öl verleiht dem Gericht einen „Frischekick"
- Salz und Pfeffer (-Öl)

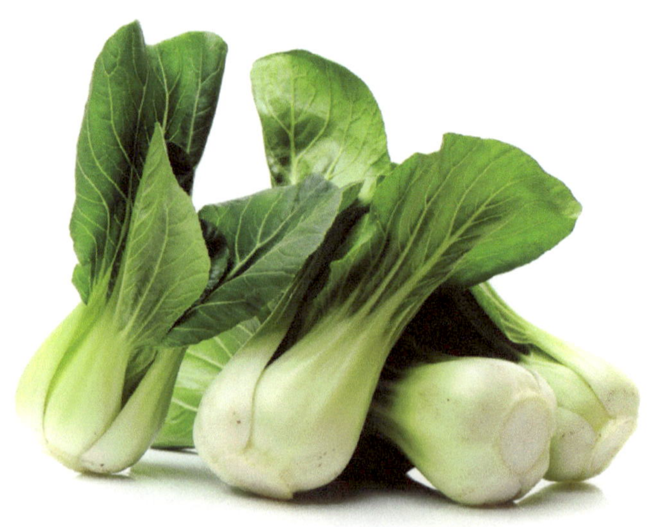

Zubereitung:

Öl im WOK oder einer großen Pfanne erhitzen und den Knoblauch darin anrösten. Frühlingszwiebel, Sellerie, Zuckererbsen und die Cashew Kerne dazugeben und zirka 2 Minuten mitrösten. Chinakohl und Pak Choi zufügen und erneut 1 Minute mitrösten.

Den Ingwer zugeben, salzen und mit Pfeffer abschmecken (beim ätherischen Ingwer- und Schwarzen Pfeffer-Öl die Tropfen vorerst mit etwas Träger-Öl mischen und dann in das fertige Gericht geben). In eine vorgewärmte Schüssel füllen und servieren.

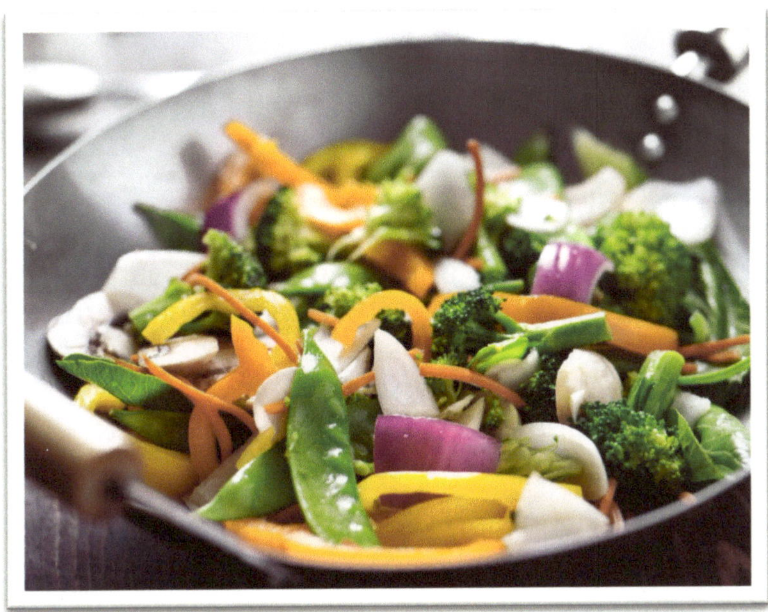

Focaccia - Fladenbrot
mit Kräuter-Öl und Salat

Zutaten für 4 Personen:

Fladenbrot:

- 250 g Wasser
- 125 ml Milch
- 20 g frische Hefe (optional 1 Päckchen Trockenhefe)
- 600 g Weizenmehl
- 50 ml Oliven-Öl
- Eine Prise Salz und 15 g Zucker

Kräuter-Öl:

- Je 1 Tropfen Rosmarin-, Salbei- und Thymian-Öl
- 2 Esslöffel Oliven-Öl
- Zirka 20 Stück entkernte, halbierte, schwarze Oliven

Salat-Dressing:

- Je 3 Esslöffel Öl und Essig (z.B. Balsamico)
- 1 Tropfen ätherisches Orangen- oder Zitronen-Öl (schmeckt mit zusätzlich 1 Tropfen Lavendel-Öl sehr lecker)
- Verschiedene rote und grüne Blattsalate

Zubereitung:

In einer Schüssel Hefe, zimmerwarmes Wasser und Milch mit dem Schneebesen verrühren. Restliche Zutaten zugeben, zu einem Teig verarbeiten und 10 Minuten kneten. Danach zirka 30 Minuten bei Zimmertemperatur ruhen lassen.

Den Teig auf einem mit Backpapier belegten Blech mit dem Nudelholz zu einem Rechteck ausrollen, mit einem Geschirrtuch zudecken und erneut 45 Minuten gehen lassen.

Den Ofen auf 200 Grad vorheizen und für das Kräuter-Öl, das Oliven-Öl mit den ätherischen Ölen mischen und die Oliven darunter mengen.

Das Geschirrtuch entfernen, mit den Fingern die typischen Focaccia-Löcher in den Teig drücken, mit dem Öl-Gemisch bestreichen und dabei die Oliven in die Löcher drücken. Das Ganze zirka 20-30 Minuten hellbraun backen.

In der Zwischenzeit die Salate waschen, trockentupfen und am Teller garnieren. Öl und Essig mischen, mit dem ätherischen Öl abschmecken und über die Salatblätter träufeln. Zum Schluss mit dem warmen Focaccia servieren.

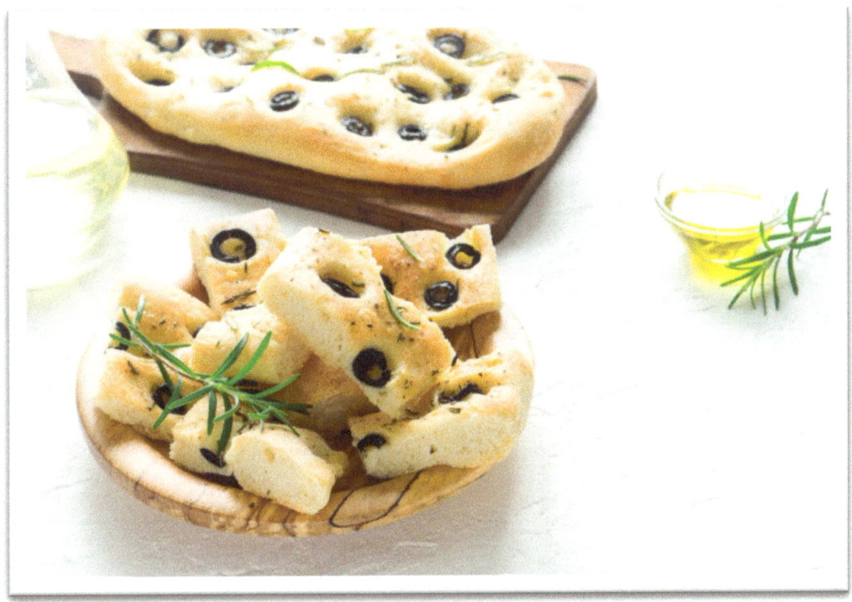

Vanille-Lavendel-Eis auf kalter Beerensuppe

Zutaten für vier Personen:

- 500 ml Vanilleeis
- 1 Tropfen ätherisches Lavendel-Öl/optional 1 Tropfen ätherisches Minze-Öl (macht den Eisgeschmack frischer)

Für die Beerensuppe:

- 300 g gemischte Beeren (Johannisbeeren, Himbeeren, Brombeeren, Heidelbeeren)
- 2-3 Esslöffel Gelierzucker
- 250 ml roter Traubensaft
- 2-3 Zweige Zitronenthymian oder je 1 Tropfen ätherisches Thymian- und Zitronen-Öl
- 50 ml Grand Manier
- 250 ml Sahne, Lavendelblüten, Schokoladenstreusel und Eiswaffeln zum Dekorieren

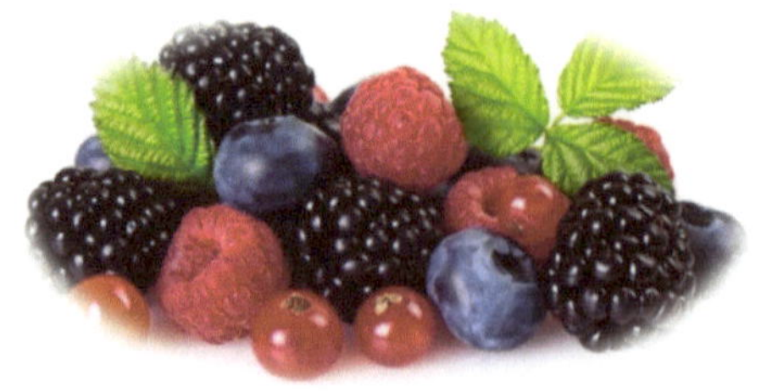

Zubereitung:

Das Vanilleeis kurz antauen lassen und mit dem Handmixer das Lavendel-Öl einrühren, danach wieder in die Tiefkühltruhe stellen und gefrieren lassen. Die Beeren waschen, abtropfen lassen, in einen Topf geben und den Gelierzucker untermischen. 10 Minuten auf kleiner Stufe ziehen lassen. Dann den Traubensaft zugießen und einmal kurz aufkochen.

Nach dem Aufkochen etwas abkühlen lassen, Zitronenthymian-Zweige oder ätherische Öle beigeben und die Beerensuppe weiter abkühlen lassen. Nach dem Abkühlen den Grand Manier zugeben und im Kühlschrank für mindestens vier Stunden kalt stellen.

Einen kleinen Schöpfer Beerensuppe in einen Eisbecher füllen, 1-2 Kugeln Vanille-Lavendel-Eis darauf anrichten. Mit steif geschlagener Sahne, Lavendelblüten oder Schokostreuseln und Eiswaffeln servieren.

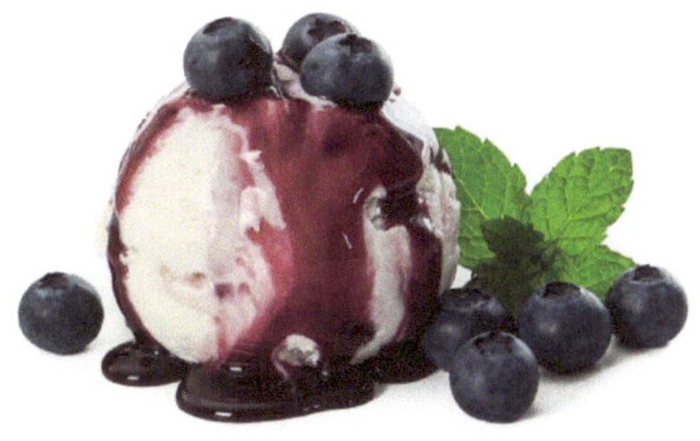

Karotten-Ingwer-Kuchen

Zutaten:

- 225 g Mehl
- 1 Teelöffel Backpulver
- ½ Teelöffel Salz
- 175 g (Birken-) Zucker o.ä.
- 225 g Karotten, gerieben
- 2 Stück kandierter Ingwer und zirka 25 g frischen Ingwer
- 60 g Rosinen
- 2 verquirlte Eier
- 3 Esslöffel gutes Öl

Glasur:

- 225 g Frischkäse
- 4 Esslöffel Staubzucker
- 1 Tropfen ätherisches Vanille-Öl und 1 Tropfen Mandarinen- oder Orangen-Öl

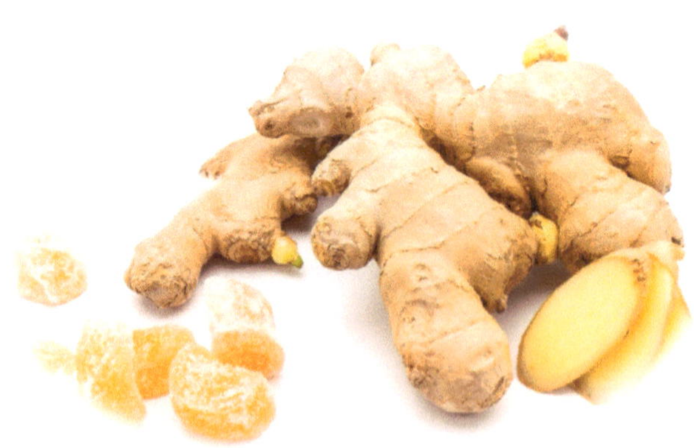

Zubereitung:

Eine Kuchenform leicht einfetten. Mehl, Backpulver und Salz in eine Schüssel geben. Zucker, Rosinen, Karotten, kandierten und frischen Ingwer unterrühren. Eier und Öl verquirlen und in die Schüssel dazugeben. Alles gründlich vermengen. Den Teig in die Kuchenform füllen und in einem auf 180 Grad vorgeheizten Backofen für 60-75 Minuten backen.

Für die Glasur den Frischkäse glattrühren, Staubzucker zugeben und mit den ätherischen Ölen verfeinern.

Den fertigen Kuchen aus der Form lösen, abkühlen lassen und dann mit der Glasur dekorieren (eventuell mit Karottenraspeln bestreuen).

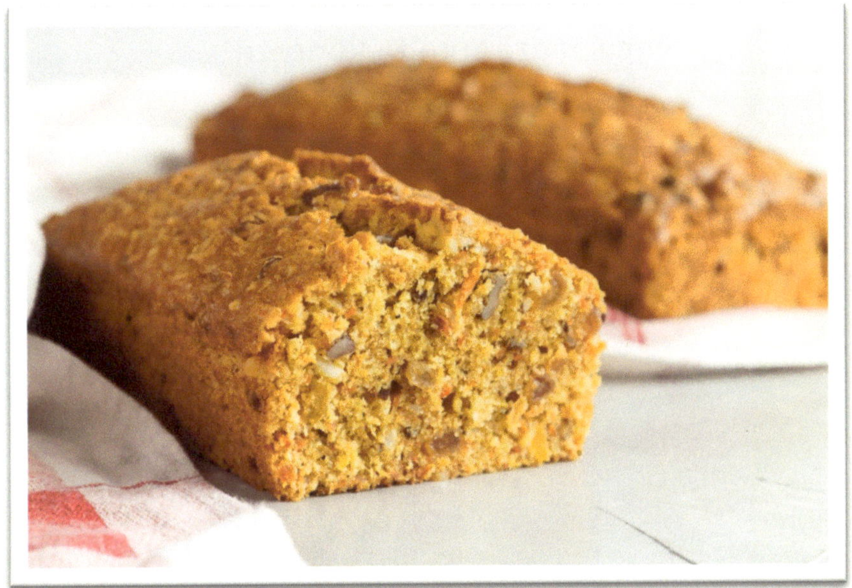

Tiramisu

Zutaten für 4 Personen:

- Apfelmus aus zirka 2 kg Äpfel bereits am Vortag herstellen
- 100 g Cantuccini, grob zerbröselt
- 1 Becher Mascarpone (optional Creme fraiche) und ½ Becher Sauerrahm
- 1 Tropfen ätherisches Zimt-Öl und 1 Tropfen Mandarinen-Öl für das Apfelmus
- Je 1 Tropfen ätherisches Orangen- oder Mandarinen-Öl (kann auch mit Vanille-, Minze- und/oder Lavendel-Öl verfeinert werden … um jedoch nicht einen zu unausgewogenen Geschmack zu bekommen, ist es ratsam, nicht zu viele verschiedene Öle zu kombinieren)
- Zimtpulver, frische Beeren und ein Blättchen Minze zum Dekorieren

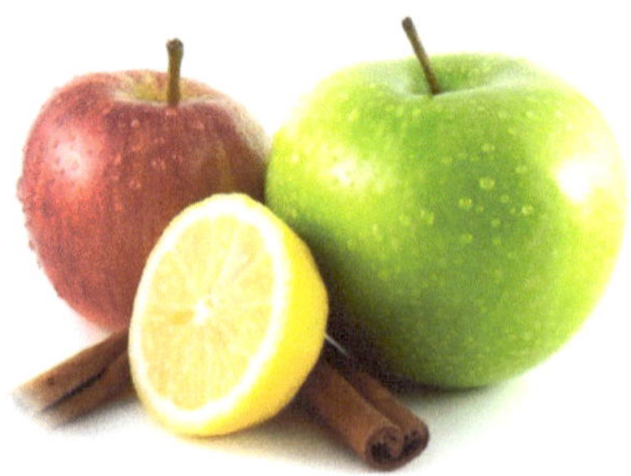

Zubereitung:

Bereits am Vortag bei den leicht säuerlichen Äpfeln das Kerngehäuse entfernen (eventuell auch die Schale), grob schneiden und in einem Topf mit wenig Wasser kurz aufkochen, Deckel aufsetzen und stehen lassen. Am nächsten Tag alles gut durchrühren und zum Schluss 1 Tropfen ätherisches Mandarinen-Öl, 1 Tropfen Zimt-Öl und ganz wenig Zucker (oder Ähnliches zum Süßen) zufügen.

Das fertige, kühle Apfelmus zirka halbhoch in ein Schälchen füllen, Cantuccini grob zerbröseln und darüber schichten. Danach Mascarpone mit dem Sauerrahm mischen und die gewählten ätherischen Öle vorsichtig darunter heben und dann das Ganze über die Cantuccini-Schicht geben.

Das Dessert für zirka 3 Stunden kalt stellen und vor dem Servieren mit Zimtpulver, Beeren und dem Minze-Blättchen dekorieren.

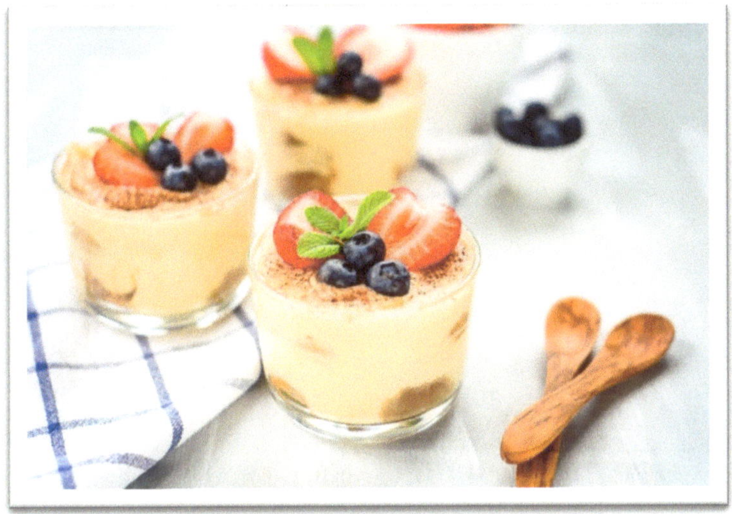

Und noch ein Getränke-Klassiker zum Abschluss:

CHAI-Latte

Zutaten für 2 Personen:

- 2 Beutelchen Schwarztee
- 1 Liter Wasser
- 4 Kapseln Kardamom
- ½ Zimtstange
- Je 1 Tropfen ätherisches Nelken-Öl, Zimt-Öl und Ingwer-Öl
- Eventuell 1 Tropfen Öl vom Schwarzen Pfeffer
- 1 Teelöffel Honig
- Ein Schuss Milch oder Sahne
- Zum Dekorieren geraspelte Schokolade oder Kakao

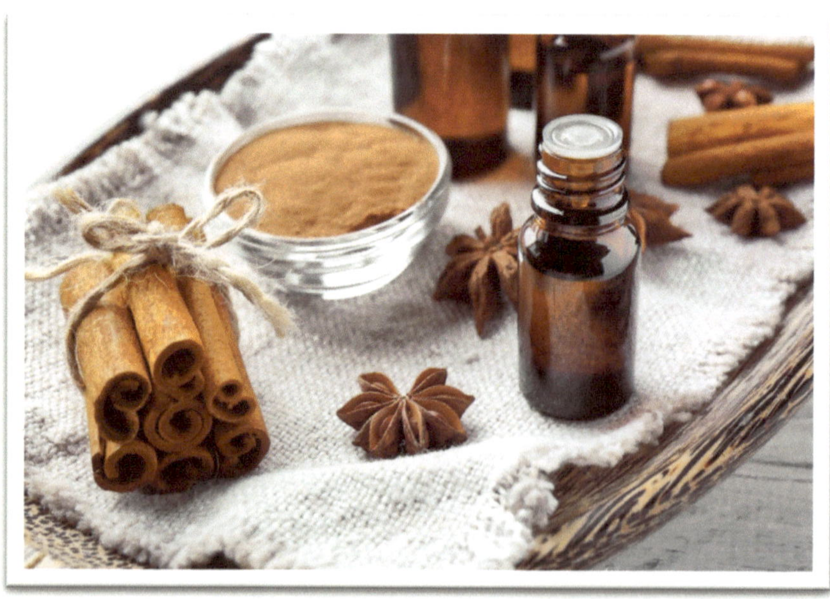

Zubereitung:

Ein Liter Wasser aufkochen, Teebeutel einhängen, Kardamom und Zimtstange leicht anmörsern und dazugeben. Zehn Minuten leicht köcheln lassen, danach in eine Tasse geben. Einen Schuss Milch/Sahne dazugeben. Zum Schluss eventuell mit Honig süßen und die ätherischen Öle zufügen.

Oder:

Kardamom und Zimtstange leicht anmörsern, 1 große Tasse Schwarztee zubereiten und beiseite stellen. 1 Liter Milch erhitzen, mit dem Schwarztee mischen und die ätherischen Öle zugeben. Alles zirka 3-5 Minuten ziehen lassen, mit Honig süßen und genießen!

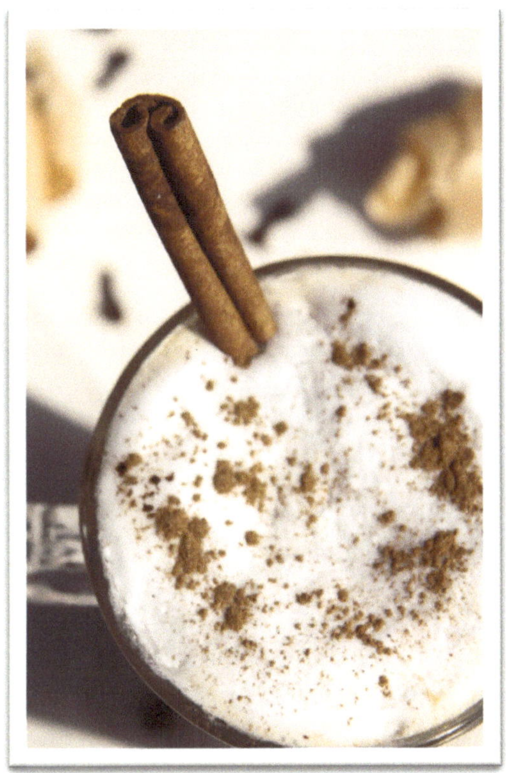

Beliebte Zitrus-Öle in der Aroma-Küche

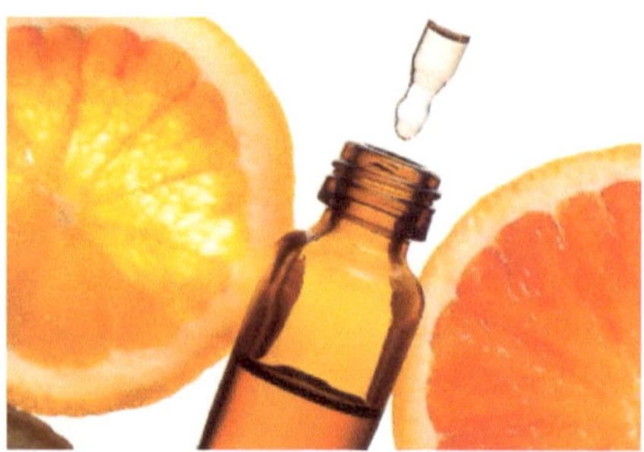

Alle – in den angegebenen Rezepten – verwendeten Zitrus-Öle haben ein sehr breites Wirkungsspektrum und zaubern ein ganz spezielles, feines bis leicht herbes Aroma in jede Speise, von der Suppe über die Hauptspeise bis hin zum Dessert. Idealerweise mischt man in einem Gericht nicht zu viele der unterschiedlichen Zitrus-Öle, sondern konzentriert sich besser auf 1 (bis 2) ausgewählte Düfte.

MANDARINEN-ÖL (*Citrus reticulata*): süßer Duft, beruhigend, entspannend, verdauungsanregend, geistig belebend, gemütsaufhellend, Antioxidans …

ORANGEN-ÖL (*Citrus aurantium*): belebt den Geist und beruhigt ihn zugleich, fördert Friedens- und Glücksgefühle, wirkt antioxidativ …

ZITRONEN-ÖL (*Citrus limon*): spritzig, gemütserhellend, starkes Antioxidans, stimuliert das Immunsystem, gedächtnisanregend, belebend …

Weitere kulinarische ätherische Öle

BASILIKUM-ÖL (*Ocimum basilicum*):
Kontraindikation: Epileptiker und Schwangerschaft; kräftig-würzig, belebend aber auch beruhigend für Körper und Geist, erfrischend, erhöht die geistige Wachsamkeit … für die italienische Küche und in alle Tomatenspeisen.

INGWER-ÖL (*Zingiber officinale*): warm-würzig-frisch, wärmend, unterstützt die Verdauung, wirkt entzündungshemmend... fein im Gebäck, Curry und in Getränken.

LAVENDEL-ÖL (*Lavendula angustifolia*): erfrischend, aromatisch, schmerzstillend, beruhigend, erhöht Ausdauer und Leistungsfähigkeit. Es hat ein breites Anwendungsspektrum für Suppen, Salate, Eis, Desserts, Gebäck, aber auch für Herzhaftes (ist ein Bestandteil der „Kräuter der Provence").

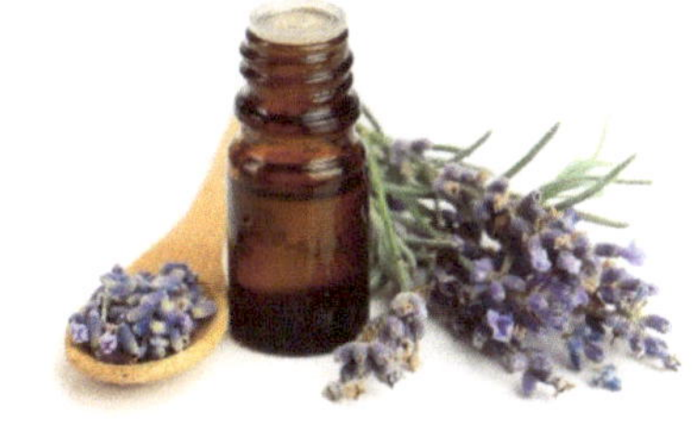

ZITRONENGRAS-ÖL (*Cymbopogon flexuosus*): antibakteriell, antiparasitär, entzündungshemmend, verbessert den Kreislauf. Es passt in jedes Gericht, um der Speise eine gewisse Frische zu verleihen.

MAJORAN-ÖL (*Origanum majorana*): würzig-holzig-wärmend, schleimlösend, verdauungsfördernd, antibakteriell. Es ist für alle deftigeren Gerichte hervorragend geeignet.

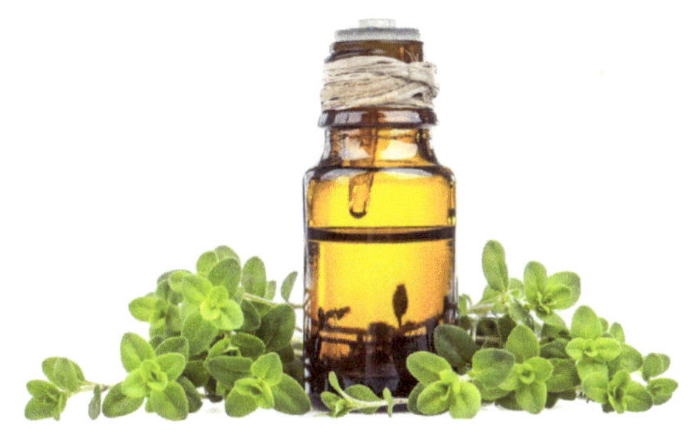

MINZE-ÖL (*Mentha spicata*):entzündungshemmend, verdauungsanregend, stoffwechselanregend. Es passt in alle Speisen, die einen „Frischekick" vertragen.

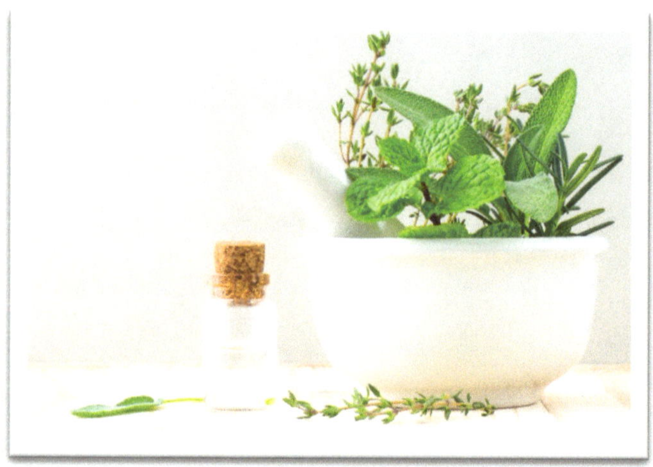

OREGANO-ÖL (*Origanum vulgare*): herzhaft-würzig, entzündungshemmend, antiviral, kräftigend, fördert Geborgenheit. Es passt gut in jedes deftige Gericht.

ROSMARIN-ÖL (*Rosmarinus officinalis*): antibakteriell, frisch, appetitanregend, verleiht Energie, fördert die Konzentration und geistige Aufmerksamkeit. Macht Speisen vollmundig, für die italienische/französische Küche, alles Herzhafte und ist auch wunderbar im Würz-Öl.

SALBEI-ÖL (*Salvia officinalis*): Kontraindikation: Epileptiker; würzig, stärkt die Sinne, besonders bei mentaler Ermüdung und die lebenswichtigen Zentren im Körper, ist kreislaufstimulierend. Es passt, gering dosiert, zu jeder Speise.

THYMIAN-ÖL (*Thymian vulgaris*): würzig-warm, höchst antimikrobiell, antiaging, kräftigend, verdauungsfördernd, antiparasitär und ist ein Antioxidans. Es hat einen intensiven, frischen Geschmack.

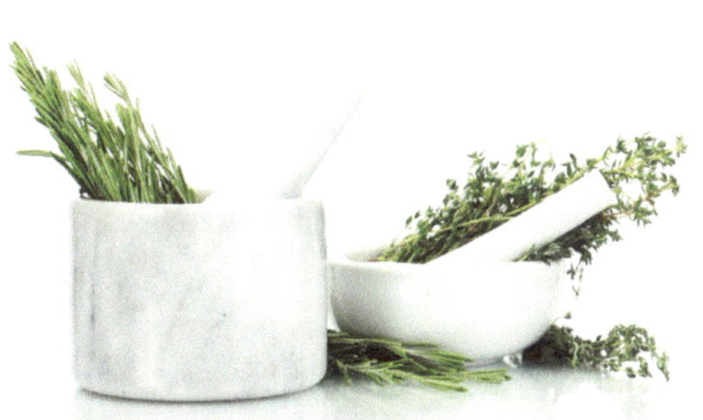

VANILLE-ÖL (Vanilla planifolia): verdauungsfördernd, stoffwechselanregend, euphorisierend, motivierend. Es hat einen zarten Geschmack und ist für alles Süße, Kaffee, Schokolade, in Smoothies bestens geeignet.

ZIMTRINDEN-ÖL (*Cinnamomum verum*): sollte sparsam verwendet werden, süß-würzig-warm, ist förderlich für Herz und Kreislauf, ist magen- und leberstärkend, sehr stark antibakteriell und anregend. Es sorgt für eine kräftige Geschmacksnote.

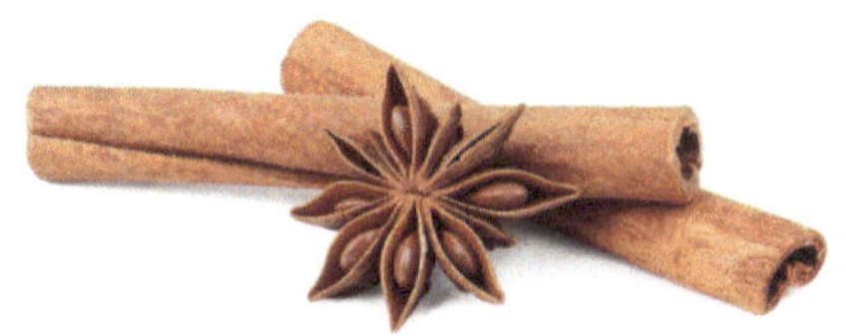

Über die Autorinnen

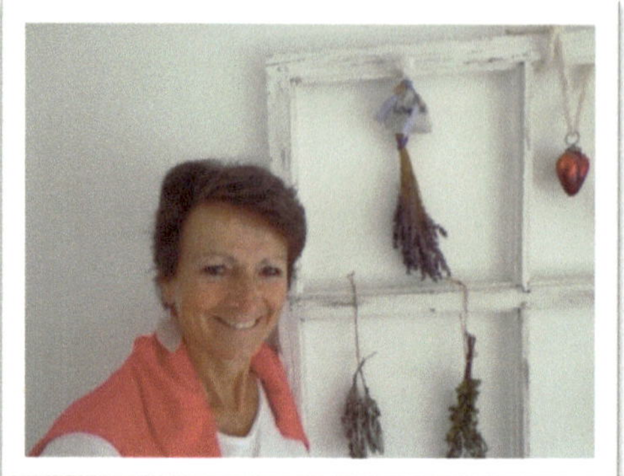

Hermine Gärtner
ist in der schönen Landschaft des Murtals, Steiermark, in Österreich naturverbunden aufgewachsen und begann sich schon früh für alternative Heilmethoden zu interessieren.

Sie absolvierte unter anderem eine Ausbildung zur Heilpraktikerin in Deutschland, die FH in Feldkirchen zum Gesundheits- und Pflegemanager und diverse Kräuterausbildungen, wie z.B. FNL - Kräuterakademie (Freunde naturgemäßer Lebensweise) und laufende Weiterbildungen, Seminare und Workshops, unter anderem beim Südtiroler Kräuterexperten G. Hochgruber. Schon seit längerer Zeit beschäftigt sie sich mit der Wirkung ätherischer Öle auf Körper und Seele.

Sie ist leidenschaftliche Hobby-Köchin und ihre köstlich duftenden, mit ätherischen Ölen angereicherten Rezepte sind legendär, das können ihre beiden Söhne Michael und Christoph bezeugen.

Ihre Vorliebe, einheimische, das heißt, vor unserer Haustür wachsende Kräuter, und ätherische Öle miteinander zu kombinieren, weckte ihn ihr das Interesse, ihre Erfahrungen in einem Büchlein zu veröffentlichen, um andere Menschen an ihrem Wissen teilhaben zu lassen.

Maria L. Schasteen ist ärztlich geprüfte Aromapraktikerin, Inhaberin der Firma *Secrets of Nature Vertriebs GmbH*. und Autorin der Bestseller Trilogie *Duftmedizin*. Sie schaut auf eine über zwanzigjährige Erfahrung mit ätherischen Ölen zurück.

Kontakt:
www.mariaschasteen.com

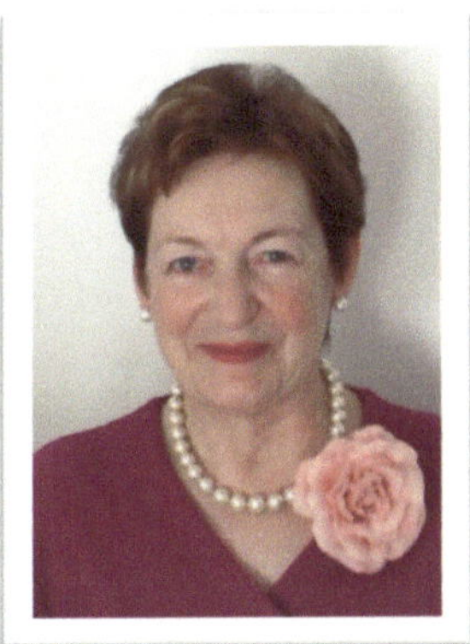

Viel Freude beim Kochen mit Ätherischen Ölen und gutes Gelingen!

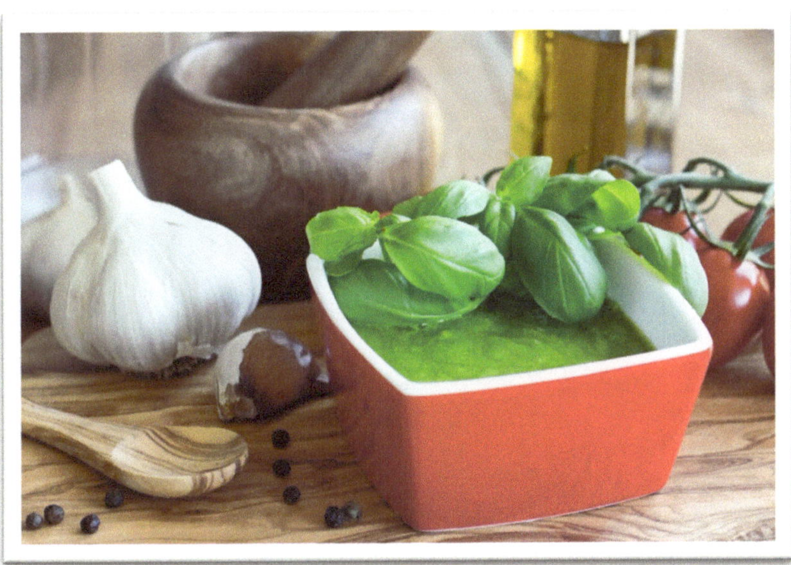

Literaturhinweis:

Die Sofort Ratgeber Serie:

Band 1: Natürliche Haarpflege mit Ätherischen Ölen

Band 2: Ätherische Öle – Die kleine Hausapotheke

Band 3: Ätherische Öle – 38 Schönheitsrezepte für den Sommer

Band 4: Ätherische Öle für Geniale Schulkinder

Band 5: Ätherische Öle – Essen mit Kindern

Band 6: Ätherische Öle und die festliche Aromaküche

Band 7: Ätherische Öle gegen Umweltgifte

Band 8: Ätherische Öle in der Küche – Ein sinnlicher Genuss

Duftmedizin – Ätherische Öle und ihre therapeutische Anwendung, Maria L. Schasteen

Duftmedizin für Kinder – Ätherische Öle und ihre therapeutische Anwendung bei Babys, Kindern und Jugendlichen, Maria L. Schasteen

Duftmedizin für Tiere – Ätherische Öle und ihre therapeutische Anwendung im Tierreich, Maria L. Schasteen